» Aus der Sprechstunde « Band 7

Dr. med. M. O. Bruker

Erkältet?

Früher: Nie mehr erkältet

Jeder zivilisierte Mensch ist eine oder mehrere Male im Jahr "erkältet". Aber Schnupfen, Husten und Grippe müssen nicht sein.

Dieses Buch vermittelt verblüffende ärztliche Erkenntnisse, wie man sich diese lästige Plage sicher vom Leibe halten kann.

bioverlag gesundleben, 8959 Hopferau

ISBN 3-922434-97-5

57.-84. Tausend

Satz: Fotosatzstudio Fischer, 8959 Hopferau-Heimen

Druck und Bindung: Kösel, Kempten

Inhaltsverzeichnis

Seite

Vorwort des Verfassers

Es muß zu denken geben, daß trotz der Fortschritte der medizinischen Wissenschaft die Zahl der Menschen, die von immer wiederkehrenden sogenannten Erkältungen und von Grippen befallen werden, ständig zunimmt, daß außerdem die herkömmlichen Behandlungsmethoden nicht befriedigen und daß die üblichen Empfehlungen nicht imstande sind, die Anfälligkeit für Erkältungen zu beseitigen und Rückfälle zu verhüten.

Schon die Tatsache, daß die Zunahme der sogenannten Erkältungskrankheiten mit der Zunahme der Zivilisationskrankheiten auffallend parallel geht, weist darauf hin, daß auch die vermehrte Anfälligkeit der heutigen Menschen für sogenannte Erkältungen und Grippen eine Folge zivilisatorischer Einflüsse ist und daß gemeinsame ursächliche Faktoren im Spiele sind.

Wenn auch diese Erkrankungen meist keine Lebensbedrohung bedeuten, so greifen sie doch sehr störend in das Leben des einzelnen, seiner Familie und seiner Mitmenschen ein. Ganz abgesehen von den lästigen Beschwerden während der Erkrankung selbst und der nachfolgenden, oft langdauernden Beeinträchtigung der Leistungsfähigkeit, beschränkt die Anfälligkeit für diese Störungen die Freiheit im Handeln und Planen. Wie manches Vorhaben wird durch eine “Erkältung” durchkreuzt, und wie mancher wichtige Termin kann infolge Unpäßlichkeit nicht wahrgenommen werden. Wie viele Erkältungsanfällige sind anderen gegenüber benachteiligt, weil sie den Unsicherheitsfaktor einer möglichen “Erkältung” in ihre zukünftigen Vorhaben einkalkulieren müssen.

Zudem bringen die häufigen Arbeitsausfälle einer großen Zahl von Menschen und deren Leistungsminderung durch sogenannte Erkältungskrankheiten und deren Folgen ernste volkswirtschaftliche Probleme mit sich. Die finanziellen Belastungen der Krankenversicherungen durch diese Erkrankungen sind ebenfalls erheblich.

Nicht nur die medizinischen Wissenschaftler, sondern auch die Erkältungsanfälligen und die von Grippe Betroffenen haben sich mit diesen Tatsachen abgefunden, da sie scheinbar unabänderlich sind. Man weiß eben keinen Weg zur Verhütung dieser lästigen Übel und begnügt sich daher mit einer mehr oder minder wirksamen symptomatischen Linderungsbehandlung im jeweiligen Erkrankungsfall.

Eigentlich ist es selbstverständlich, daß die

Verhütung dieser Erkrankungen nur möglich ist, wenn die Ursachen abgestellt werden. Und die Ursachen können nur beseitigt werden, wenn sie bekannt sind.

Und tatsächlich hat die Häufigkeitszunahme dieser Erkrankungen und die bisherige Erfolglosigkeit ihrer Eindämmung ihren Grund darin, daß die wahren Ursachen bisher nicht erkannt wurden und man sich mit der Annahme begnügte, daß Kälte die Ursache der "Erkältung" sei. Geht man aber den wahren Gründen nach, weshalb die Menschen heute so widerstandsarm sind, daß sie auf Kälte und andere Einflüsse mit "Erkältungen" und grippalen Infekten reagieren, so läßt sich die Lösung des Problems finden.

In diesem Band werden die wahren Ursachen aufgezeigt. Daraus lassen sich folgerichtig auch die hilfreichen Maßnahmen ableiten, mit denen diese Erkrankungen zu verhüten sind, wie die Einzelerkrankung sinnvoll zu behandeln ist und womit zugleich die Kette immer wiederkehrender Rückfälle allmählich unterbrochen werden kann.

Es ist zu hoffen, daß außer dem unschätzbaren Nutzen, den der einzelne davon hat, auch die Verantwortlichen in der Wirtschaft und in den Krankenversicherungen die großen Vorteile erkennen, die in der Eindämmung dieser lästigen und aufwendigen Krankheiten liegen.

Dr. M. O. Bruker
Facharzt für innere Krankheiten

“Erkältungen” kommen nicht von Kälte

Der Mensch im Kühlschrank “erkältet” sich nicht

Wohl jeder verbindet mit dem Begriff “Erkältung” die Vorstellung, es handle sich dabei um eine Krankheit, die durch **Kälte** verursacht sei. In Wirklichkeit handelt es sich aber bei den sogenannten Erkältungskrankheiten um Katarrhe der Schleimhäute oder Infekte durch Bakterien oder Viren, die mit Kälte nichts zu tun haben.

Vor kurzem wurde unter der Überschrift “Das Märchen von der Erkältung” über sorgfältig kontrollierte Versuche in den Laboratorien der American Intitutes of Health berichtet. Die Versuchspersonen hielten sich 1½ - 2 Stunden in Räumen mit Kühlschranktemperatur von + 4° auf; andere nahmen lange kalte Bäder, die ihre Körpertemperatur um einen vollen Grad absinken ließen. Die Zahl der Erkältungsinfekte war gegenüber einer Kontrollgruppe keineswegs erhöht. Bei künstlicher Infektion mit in die Nase eingebrachten Erregern waren die Erkrankungen bei der abgekühlten Gruppe etwas häufiger als bei der Kontrollgruppe, bei der jedoch mehr Fälle mit hohem Fieber zu verzeichnen waren. Die Versuchspersonen begaben sich dann auf dem Höhepunkt ihrer Erkrankung von neuem in Räume mit Kühlschranktemperatur; dadurch wurde der Krankheitsverlauf weder verlängert noch anderweitig ungünstig beeinflußt. Diese amerikanischen Versuchsergebnisse entsprechen den Erfahrungen des britischen Schnupfenforschungszentrums in Salisbury.

Eigene Erfahrungen

Meine Erfahrungen in einer 50jährigen Praxis bestätigen, daß Schnupfen und die gewöhnlichen Infekte der Luftwege, die gemeinhin als "Erkältungen" bezeichnet werden, mit Sicherheit nichts mit Kälteeinwirkung zu tun haben. Da der Behandlungserfolg von der Erkennung der wirklichen Ursachen abhängig ist, ist es wesentlich, ob eine "Erkältung" durch Kälte entsteht oder ob ihr andere Ursachen zugrunde liegen. Aber noch viel wichtiger ist es, Personen, die ständig zu "Erkältungen" neigen, einen sicher hilfreichen Weg zur Vorbeugung zu zeigen.

Warmhalten nützt nichts

Dabei zeigt es sich, daß die allgemein verbreitete Ansicht, daß "Erkältungen" Erkältungsfolgen seien, eine so verhängnisvolle Rolle spielt, daß der Anfällige so lange dazu verurteilt ist, immer wieder "erkältet" zu sein, bis er erkannt hat, daß es sein falsches Verhalten ist, das diese ständigen Rückfälle hervorruft. Und sein falsches Verhalten ist eine zwangsläufige Folge seiner irrigen Vorstellung, er könne durch Warmhalten die "Erkältung" verhüten oder müsse sie mit Wärmeanwendungen behandeln.

"Erkältungen" sind Infekte infolge mangelhafter Abwehrkräfte

In Wirklichkeit handelt es sich bei allen als Erkältung bezeichneten Erkrankungen um Infekte durch Bakterien oder Viren. Viele sagen heute auch "Grippe" dazu. "Grippe" war ursprünglich eine andere Bezeichnung für die klassische Influenza, eine in Epidemieform auftretende ansteckende Erkrankung. Die Bezeichnung "Grippe" hat allmählich einen Bedeutungswandel durchgemacht und wird heute meist gleichbedeutend mit "Erkältung" gebraucht. Wenn der Kranke statt "Erkältung" "Grippe" sagt, will er meist damit andeuten, daß er annimmt, er habe sich angesteckt.

Die Infekte setzen mangelnde Abwehrkräfte des Organismus voraus. Diese ungenügende Infektabwehr kann ihrerseits wieder auf verschiedenen Umständen beruhen. Am häufigsten ist die herabgesetzte Widerstandskraft durch Mangel an Vitalstoffen in der Nahrung verursacht.

Der indirekte Beweis dafür liegt in dem sicheren Erfolg der entsprechenden Behandlung: Jahrzehntelang bestehende Infektanfälligkeit, die bisher jeder Behandlung getrotzt hat, verschwindet, wenn auf Vollwertkost umgestellt wird. Die vollwertige Ernährung ist die Grundlage der Behandlung.

Die Abwehrkräfte gegen Infekte können aber zusätzlich durch Umstände mannigfacher Art herabgesetzt werden. Neben der Ernährung spielen seelische Belastungen die zweitwichtigste Rolle als Auslösungsfaktoren. Es läßt sich aber immer wieder beobachten, daß Lebensschwierigkeiten dann in geringerem Maße zu Infekten führen, wenn durch eine Vollwerternährung die Gesundheitslage des Organismus im ganzen eine günstigere ist.

“Erkältung” durch Wärmestau

Das schwierigste Kapitel ist das falsche Verhalten der Infektanfälligen gegenüber Wärme bzw. Kälte, das sich am deutlichsten in ihrer Kleidung ausdrückt. Alle diese Menschen ziehen sich zu warm an, da sie eben unter der fixen Idee stehen, daß die Kälte die Ursache der “Erkältung” sei. Aber selbst die beste Ernährung und das spannungsfreieste Leben sind nicht imstande, immer wiederkehrende Katarrhe der Luftwege zu verhüten, wenn durch zu warme Kleidung eine **Wärmestauung** hervorgerufen wird.

Es gibt in der Beratung kaum etwas Schwereres, als dem Kranken klarzumachen und ihn davon zu überzeugen, daß seine übermäßig dicke Kleidung eine endgültige Beseitigung seiner Erkältlichkeit absolut verhindert. Hier stößt man auf Granit, da die allgemein übliche Vorstellung von der Kälte als Ursache der "Erkältung" schon von klein auf den Menschen so eingehämmert wird, daß der geringste Zweifel an dieser unantastbaren These fast einem Rütteln an Grundfesten der menschlichen Existenz gleichkommt. Wer das Gegenteil des Herkömmlichen behauptet, hat es schwer, glaubwürdig zu werden, auch wenn der Erfolg ihm recht gibt. Es obliegt ihm daher in besonderem Maße die Pflicht, die gegenteilige Ansicht zu begründen.

Die Erfahrung hat gezeigt, daß der bloße Rat, sich nicht mehr so warm anzuziehen, nie befolgt wird, da die Angst, sich dann zu erkälten, so groß ist, daß der Kranke dieses "Wagnis" nicht auf sich nimmt. In extremen Fällen hilft hier nur eine in der Klinik durchgeführte "Entziehungskur", bei der dem Kranken ein Kleidungsstück nach dem anderen entzogen wird, bis er auf dem Normalstand angekommen ist und dabei erlebt, daß er sich nicht mehr "erkältet", sondern unter Anwendung von kurzen Kältemaßnahmen seine Überwärmungsfolgen, die er als Erkältung ansah, allmählich verschwinden. Nicht selten nimmt das zähe Festhalten an überwarmer Unterkleidung eine zwangsneurotische Form an und jede Handlung wird nur noch unter dem Gesichtspunkt betrachtet, ob sie auch nicht zur Erkältung führt. Jeder Versuch, solche bedauernswerten Menschen aus dieser Sklaverei zu befreien, wird mit dem stereotypen Ausspruch beantwortet: "Nein, das kann ich nicht; sonst erkälte ich mich." Vielleicht ist an diesem Zustand nicht das schlimmste, daß diese Menschen ihre Katarrhe nie loswerden, sondern daß sie ihre Handlungsfreiheit verloren haben.

Bei dem unfreiwilligen Massenexperiment des letzten Rußlandfeldzuges wurden unter den Millionen deutscher Soldaten, die strengster Kälte ausgesetzt waren, zwar zahlreiche Erfrierungen, aber keine "Erkältungen" beobachtet. Wenn wirklich Kälteeinwirkung "Erkältungen" hervorrufen würde, müßte doch die Erfahrung dieses Feldzuges dies bestätigt haben; aber gerade das Gegenteil war der Fall. Jeder, der in Rußland oder Lappland den Feldzug mitgemacht hat, wird dies bestätigen.

Schwitzen führt zu "Erkältung"

Andererseits waren in den warmen Ländern, wo die Soldaten in der Uniform leicht zum Schwitzen kamen, die sog. Erkältungskrankheiten häufig.

So haben überhaupt Beobachtungen ergeben, daß für den Infektanfälligen nichts gefährlicher ist als das Schwitzen. Nach jeder Wärmestauung, die zum Schwitzen geführt hat, ist er "erkältet". Er führt es natürlich auf Grund seiner Kältetheorie darauf zurück, daß er nach dem Schwitzen wohl kalt geworden sei.

Haut schwitzt, Schleimhaut schleimt

Man kann sich die Tatsache, daß das Schwitzen leicht zu Schleimhautkatarrhen führt, so erklären, daß der Organismus die Wärmestauung an der Haut durch Erzeugung von Schweiß auszugleichen versucht, während die Schleimhaut mit vermehrter Absonderung von Schleim reagiert. Was auf der Haut die Absonderung von Schweiß ist, entspricht auf der Schleimhaut der Absonderung von Schleim. Jedes Organ kann nur mit der ihm eigenen Reaktion antworten. Eine Schleimhaut kann nicht schwitzen, sie kann nur mit Absonderung von mehr oder weniger Schleim reagieren; von dieser Eigenschaft rührt auch der Name "Schleimhaut" her.

Bei der Verdunstung von Wasser entsteht ein Temperaturabfall, die sogenannte Verdunstungskälte.

Mit Hilfe des Schweißes, der durch Verdunstung zu einer Abkühlung der Haut führt, wirkt der Organismus bei Wärmeeinwirkung einer Erhöhung der Körpertemperatur entgegen, während er bei Kälte durch Verengung der Hautgefäße - an der Blässe erkennbar - einem Wärmeverlust begegnet. Wenn also ein Mensch aus Angst vor Abkühlung sich so warm anzieht, daß die Haut ständig durch Schweiß feucht ist, erreicht er gerade das Gegenteil von dem, was er erstrebt, nämlich statt Erwärmung eine Abkühlung. Da eine Abkühlung des Körpers durch Schweiß nach vorausgegangener Wärmestauung häufig eine Schleimhauterkrankung auslöst, während dies durch direkte Kälteeinwirkung von außen ohne vorherige Überwärmung nicht der Fall ist, ist der Schluß zulässig, daß dem Schwitzen, das durch zu warme Kleidung oder zu warme Außentemperatur zustande kommt, bei der Entstehung der "Erkältung" eine besondere Bedeutung zukommt.

Beim Schwitzen findet der Wärmeentzug durch Verdunstungskälte so allmählich statt, daß der Körper nicht zu Gegenmaßnahmen gegen den Kältereiz angeregt wird, während bei einer plötzlichen starken Kälteeinwirkung von außen – etwa durch eine kurze Übergießung mit sehr kaltem Wasser – der Körper Gegenmaßnahmen ergreift, die zur Erwärmung führen. Es besteht also ein wesentlicher Unterschied, ob durch Schwitzen ein unmerklicher Wärmeverlust stattfindet oder ob durch einen schroffen, also merklichen Kaltreiz der Körper zur Wärmebildung als Gegenmaßnahme aufgerufen wird.

Der chronische Kaltfuß als Krankheitssymptom

Häufig leiden Menschen, die zu Schnupfen und anderen Schleimhautentzündungen neigen, gleichzeitig an **kalten Füßen**. Dies könnte zu der Annahme verleiten, daß das Wesentliche für die Entstehung einer "Erkältung" doch die Kälte sei. Der chronische Kaltfuß ist aber nicht die Ursache der Infektanfälligkeit, sondern bereits ein Symptom des gestörten Gleichgewichts im Wärmehaushalt. Zwischen den Füßen und dem Kopf bestehen interessante Beziehungen derart, daß häufig ein heißer Kopf mit kalten Füßen und umgekehrt warme Füße mit kühlem Kopf kombiniert sind. "Den Kopf halt kalt, die Füße warm, das macht den besten Doktor arm" oder "Die Füß halt warm, den Kopf halt kalt, dann wirst du hundert Jahre alt". In diesen Sprüchen drücken sich alte Volksweisheiten aus.

Kurze Kaltwassermaßnahmen sind beste Hilfe

Diese inneren Beziehungen kann man sich bei der Behandlung zunutze machen, indem man die Kreislaufregulationsstörungen zu beseitigen versucht. Am besten eignen sich hierzu kurze Kaltwasseranwendungen an dem unteren Körperpol in Form von Kneippschen Knie- oder Schenkelgüssen oder als Wechselunterschenkelbäder.

Das wirksame Prinzip dabei ist der kurze Kaltreiz. Da aber grundsätzlich eine kalte Anwendung nie an einem kalten, sondern immer nur an einem warmen Körperteil erfolgen darf, ergibt sich von selbst, daß bei kalten Füßen vorher eine künstliche Anwärmung erfolgen muß. Der kurze Kaltreiz durch Übergießung der warmen Glieder mit kaltem Wasser oder durch kurzes Eintauchen in kaltes Wasser wird vom Körper mit vermehrter Durchblutung beantwortet.

Bessere Durchblutung ist aber gleichbedeutend mit erhöhter Durchwärmung. Maßnahmen, die als Reaktion auf einen kurzen Kaltreiz zu vermehrter Wärmebildung führen, kann man auch als **aktive** Wärmebehandlung bezeichnen im Gegensatz zu der **passiven** Wärmebehandlung eines warmen Bades, wobei dem Organismus Wärme von außen zugeführt wird, ohne daß er selbst vermehrt Wärme erzeugt.

Es versteht sich von selbst, daß die aktive Wärmebehandlung, bei der der Organismus durch eigene Tätigkeit zur besseren Durchblutung und damit Durchwärmung kommt, eine sehr viel wirksamere Behandlung darstellt als die passive Wärmebehandlung, bei der der Körper selbst nichts zur Wärmebildung beiträgt.

Es ist aber immer streng darauf zu achten, daß ein Kaltreiz nur auf einen warmen Körperteil gebracht wird, da sonst die Gefahr besteht, daß der Kältereiz nicht mit vermehrter Wärmebildung infolge besserer Durchblutung beantwortet wird, sondern im Gegenteil zu einer noch stärkeren Abkühlung des Gliedes führt.

Entscheidend für den Ablauf der Reaktion ist die Ausgangslage. Bei allen Kaltanwendungen muß die Ausgangslage so sein, daß der Körper warm ist. Eigentlich ist dies selbstverständlich, denn instinktiv wird sich jeder dagegen wehren, kaltes Wasser anzuwenden, wenn er sich nicht warm fühlt. Das Hinhören auf den "inneren Arzt" schützt vor falschen Maßnahmen.

Bei Schnupfen Wechselunterschenkelbad

In der Praxis ist z.B. bei einem akuten Schnupfen das Wechselunterschenkelbad am meisten zu empfehlen, besonders wenn die Füße kalt sind. Die Unterschenkel werden 10 Minuten bei 39 -

41° (je nach Empfinden) warmem Wasser angewärmt und dann 10 Sekunden in eine zweite Wanne mit ganz kaltem Wasser gestellt; dieser Wechsel wird noch einmal wiederholt, wobei beim zweiten Mal bei der Heißanwendung 5 Minuten genügen.

Ist kein zweites hohes Gefäß für die Kaltanwendung zur Hand, kann behelfsmäßig auch kaltes Wasser aus einer Kanne über die Unterschenkel gegossen werden, das bei Fehlen der Badewanne in einem flachen Gefäß aufgefangen wird. Das Fehlen eines Badezimmers oder ungenügende Einrichtung braucht jedenfalls kein Grund zu sein, auf die heilsame Kaltanwendung zu verzichten, wenn dies auch oft als Vorwand benutzt wird.

Sind die Füße aber schon von selbst genügend warm und fühlt sich der Patient überhaupt im ganzen warm, so können die Unterschenkel ohne Vorwärmung gleich 10 - 20 Sekunden in die kalte Wanne gestellt oder nach Art eines Kneippschen Gusses mit kaltem Wasser übergossen werden.

Führt man den kalten Wasserstrahl langsam mantelförmig bis über das Knie, so heißt die Anwendung **Knieguß,** geht man bis zur Hüfte, heißt sie **Schenkelguß.** Näheres über die Technik des Knie- und Schenkelgusses ist bei der Besprechung der vorbeugenden Behandlung (s. S. 51 f.f.) angegeben.

Die genannten Maßnahmen kürzen den Krankheitsverlauf jedes Katarrhs der oberen Luftwege erheblich ab, bringen beim Schnupfen und den Katarrhen der Nasennebenhöhlen die Schleimhaut zur Abschwellung, so daß manchmal schon unmittelbar nach der Anwendung die Nase freier und der Kopf klarer ist.

Jedenfalls ist diese "Ableitung auf die Beine" hilfreicher als das oft empfohlene **Kopfdampfbad,** wodurch die bereits vorhandene Blutanschoppung zum Kopf noch verstärkt und die fehlerhafte Kreislaufregulation, die an den kalten Füßen erkennbar ist, nicht beseitigt wird.

Die mißverstandene Abhärtung

Oft hört man die Ansicht, die beste Methode gegen "Erkältung" sei die Abhärtung. Aber auch in diesem Ausdruck steckt die Gefahr von Mißverständnissen. Ein solches Mißverständnis wird z.B. deutlich, wenn eine Mutter annimmt, sie härte ihr Kind ab, indem sie es kniefrei kleidet, während sie den Brustkorb mit mehreren Hemden und Pullovern übermäßig einpackt, damit das Kind keinen Husten bekomme. Dementsprechend wäre dann zu fordern, die Nase warm einzupacken, um einem Schnupfen vorzubeugen.

Eine solche ungleichmäßige Verhüllung bzw. Entblößung der einzelnen Körperteile ist weder sinnvoll noch eine Abhärtung. Der Organismus ist wohl fähig, gegen von außen einwirkende Kälte bzw. Wärme allgemeine Maßnahmen zu ergreifen; er ist aber überfordert, wenn er an einem Teil unterkühlt und an einem anderen überwärmt wird.

Es wäre auch keine sinnvolle Abhärtung, den Körper so stark der Kälte auszusetzen, daß er zum Frieren kommt. Deshalb ist es auch besser, die Kneippschen Maßnahmen nicht als Abhärtungsmaßnahmen, sondern als Kreislauftraining zu betrachten.

Wärmestauung durch zu warme Kleidung

Was die Kleidung betrifft, so kann man den Rat auf eine allgemein gültige Regel bringen: Man ziehe so wenig an, daß man nicht zum Schwitzen kommt, und so viel, daß man nicht friert. Dabei ist es natürlich kaum möglich, eine Kleidung zu wählen, die während des ganzen Tagesablaufes unverändert paßt. Oft geht der Arbeiter morgens, wenn es kalt ist, zur Arbeitsstätte und zieht sich deshalb warme Unterwäsche und einen Pullover unter die Jacke. Während der Arbeit im warmen Raum behält er dieselbe Kleidung an, selbst wenn er sich kräftig körperlich betätigen muß, so daß er zum Schwitzen kommt.

Früher haben die Menschen draußen Mäntel

getragen, die dann in den Räumen ausgezogen wurden, während heute viele statt des Mantels Strickjacken unterziehen, die ständig, sowohl in der Kälte wie in der Wärme, getragen werden. Es wäre richtig, diese im warmen Raum auszuziehen und sie nur anzuziehen, wenn man in die Kälte kommt.

Bewegt man sich aber in der Kälte kräftig, so ist zu warme Kleidung ebenfalls nachteilig. Denn sowie es zum Schwitzen kommt und die Feuchtigkeit durch allmähliche Verdunstung Abkühlung erzeugt, besteht, wie wir oben sahen, die vermehrte Gefahr des Schleimhautkatarrhs. Ist es wirklich dazu gekommen, so zieht der Kranke den Schluß daraus, daß er sich zu wenig warm angezogen habe, und zieht sich in Zukunft noch wärmer an mit dem Erfolg, daß er noch leichter zum Schwitzen kommt und noch mehr zu Katarrhen neigt.

Unzählige Menschen gelangen auf diese Weise in die endlose Kette der ständigen "Erkältung", aus der sie wegen ihres immer falscheren Verhaltens nicht mehr herauskommen.

Leider werden diese Kranken durch die Ratschläge der anderen in ihrem falschen Tun bestärkt; denn alle reden ihnen immer dasselbe vor: "Du mußt dich wärmer anziehen" und "Sieh zu, daß du dich nicht aufs neue erkältest."

So habe ich einen Patienten mit jahrelangem Husten erlebt, der in hochsommerlicher Hitze mit vier Hemden, zwei Pullovern, zwei Westen, einem Rock, einem Mantel und einem Schal in die Sprechstunde kam. Da er “ständig erkältet” war, war er nicht zu bewegen, eins dieser Kleidungsstücke aufzugeben. Im Gegenteil, er hielt dies noch für zu wenig, da er ja immer noch “erkältet” war. An solch extremen, nicht alltäglichen Krankheitsfällen kann man am besten erkennen, welch unheilvolle Folgen falsche Vorstellungen mit sich bringen, die aus irreführenden Bezeichnungen entstehen.

Bedeutungswandel des Begriffs “Erkältung”

Das Wort “Erkältung” hat im Lauf der Zeit einen Bedeutungswandel durchgemacht. Ursprünglich wurde unter “Erkältung” nur eine Erkrankung verstanden, die durch Kälteeinwirkung entstanden war. Im Laufe der Zeit wandelte sich die Bedeutung allmählich, bis schließlich jeder Schleimhautkatarrh – unabhängig von seiner Entstehungsursache – als “Erkältung” bezeichnet wurde. Auch heute wird der Begriff noch vielfach in zweifacher Bedeutung benutzt. Einmal soll er die Ursache der Erkrankung und ein anderes Mal die Erkrankung selbst bezeichnen. Der Kranke sagt: “Ich **habe** mich erkältet” und “Jetzt

bin ich erkältet". Mit "Ich habe mich erkältet" will er auf die Ursache hinweisen und damit sagen, daß er wohl irgendwo kalt geworden sein muß, und mit "Ich bin erkältet" soll zum Ausdruck kommen, daß er jetzt krank ist.

Dabei wird deutlich, daß mit der "Erkältung" als Krankheit gar nicht immer gesagt sein soll, daß die Krankheit durch Erkältung, also durch Kälte, verursacht wurde. Man sieht z.B. deutlich daran, daß für die meisten "Grippe" und "Erkältung" dasselbe ist, während doch ursprünglich unter Grippe (früher Influenza) eine ansteckende Infektionskrankheit verstanden wurde. Wenn man den Kranken, der sagt, er habe sich wohl erkältet, fragt, bei welcher Gelegenheit er denn kalt geworden sei, bekommt man häufig die Antwort, das wisse er nicht, er müsse sich wohl angesteckt haben. Daran sieht man, daß mancher mit dem Ausspruch, er habe sich erkältet, gar nicht den Gedanken verbindet, daß die Krankheit durch Kälte verursacht sei; für ihn sind Katarrhe und fieberhafte Krankheiten eben "Erkältungen", gleichgültig wodurch sie entstanden sind, während wieder andere wirklich annehmen, die Ursache aller "Erkältungen" sei Kälte.

Folgen der Begriffsverwirrung

Es wird auf diese Verwirrung der Begriffe und

die daraus entspringenden Unklarheiten und mißverständlichen Schlußfolgerungen besonders hingewiesen, um zu zeigen, wie dringend nötig es wäre, daß diese verwaschenen Laienbegriffe nicht in den medizinisch-wissenschaftlichen Sprachgebrauch übernommen werden. Leider greift der Unfug immer mehr um sich, daß in wissenschaftlichen Abhandlungen die Begriffe "Erkältung" und "Erkältungskrankheit" in verschiedenartigster Bedeutung benutzt werden. Es wäre zu begrüßen, wenn im ärztlichen Sprachgebrauch mit "Erkältung" nur die Ursache einer Erkrankung zum Ausdruck gebracht würde. Wenn jemand z.B. infolge eines Unfalls lange im eiskalten Wasser zubringen mußte und danach eine Lungenentzündung bekäme, könnte man die Ursache der Lungenentzündung als Erkältung bezeichnen. Nur auf solche seltenen Fälle, in denen wirklich nachgewiesen eine ungewöhnliche Kälteeinwirkung eine Krankheit hervorgerufen hat, dürfte die Bezeichnung "Erkältung" Anwendung finden.

Der Begriff "Erkältung" sollte also immer die Ursache angeben und nicht der Name der Krankheit selbst sein.

Wenn auf ärztlicher Seite dieser strenge Maßstab angelegt und konsequent danach verfahren würde, könnte es durchaus erreicht werden, daß auch in Laienkreisen dieser mißverständliche Ausdruck als Bezeichnung für die genannten Infektionen allmählich aussterben würde. Und damit wäre in der Bekämpfung der "Erkältungskrankheiten" der wesentlichste Schritt bereits getan: Die Menschen würden dadurch indirekt erkennen, daß die Ursachen der "Erkältungen" nicht in Kälte, sondern auf anderen Gebieten liegen; erst dadurch wären die Voraussetzungen erfüllt, eine wirklich sinnvolle und damit erfolgreiche Prophylaxe und Behandlung zu treiben.

Damit wäre auch der Vorteil verbunden, daß ein Zwang zu exakteren Diagnosen entstünde. Manche Fehldiagnose würde so vermieden. Wie oft versucht der Kranke – natürlich nicht absichtlich –, den Arzt auf falsche Fährte zu locken, indem er immer erneut die Fehldiagnose "Erkältung" anbietet und sie ihm sozusagen einsuggeriert. Leider zeigt die Praxis, daß dem Kranken dies nur allzuoft gelingt. Die wahren Ursachen der ständigen "Erkältungen" bleiben dadurch unberücksichtigt.

Kälteempfindlichkeit ist bereits Krankheitssymptom

Natürlich muß es einen Grund haben, daß es zu der üblichen Ansicht gekommen ist, Kälte sei die Ursache der "Erkältungen". Sicher beruht sie auf der Beobachtung, daß Menschen einen Schnupfen bekommen, nachdem sie kalt geworden sind. Diese Schlußfolgerung läßt jedoch mehrere Umstände unberücksichtigt.

Zunächst liegt eine gewisse Willkür darin, aus einer Reihe vorausgehender Umstände einen zur Ursache zu ernennen. Denn genauso häufig wie Kälteeinwirkungen sind in der Vorgeschichte eines Katarrhes auch Wärmeeinwirkungen zu finden.

So kommt es besonders häufig zu Schleimhautreaktionen, wenn einer Kälteeinwirkung eine Überhitzung durch körperliche Anstrengung (z.B. Tanzen) in warmen Räumen vorausgegangen ist. Mit derselben Berechtigung könnte man die Erkrankung auf die vorausgegangene Überwärmung zurückführen. Außerdem bleibt zu berücksichtigen, daß es Erkrankungsfälle gibt, bei denen weder eine Überwärmung, noch eine Erkältung vorausgegangen ist.

Daraus geht schon hervor, daß nicht in den Temperaturschwankungen die entscheidende Ursache liegen kann.

Das Wesentliche ist die Reaktionsweise des einzelnen Menschen. Und diese ist bedingt und beeinflußbar durch die Lebensweise. Selbstverständlich ist die mehr oder minder große Anfälligkeit für Infekte auch von der jeweiligen Konstitution abhängig. Daraus läßt sich aber nur der Schluß ziehen, daß der konstitutionell Anfällige eben konsequenter die Fehler in der Lebensführung abstellen muß, die zu Infekten führen, als der Nichtanfällige.

Für die richtige Beurteilung der Zusammenhänge ist es außerdem wichtig, folgendes zu erkennen: Bei dem Umstand, daß manche Menschen, eben diejenigen, die sich leicht "erkälten", sehr empfindlich sind gegen Temperaturschwankungen, z.B. gegen jeden Luftzug, handelt es sich bereits um ein Krankheitssymptom.

Nicht der Luftzug ist die Ursache der "Erkältung", sondern daran, daß jeder Luftzug bei einem bestimmten Menschen unangenehm empfunden wird und zu einem Schnupfen führen kann, ist zu erkennen, daß dieser Mensch nicht im Vollbesitz seiner Gesundheit ist. Man kann an der Empfindlichkeit lediglich ablesen, daß die Anpassungsfähigkeit mangelhaft und die Widerstandskraft herabgesetzt ist.

Um es vereinfacht auszudrücken: Nicht die Kälte ist die Ursache, sondern eine fehlerhafte Lebensführung. Deren Folge ist die Infektanfälligkeit, die sich in dem Krankheitssymptom "Empfindlichkeit auf Temperaturschwankungen" äußert.

Ungeahnte Behandlungserfolge bei Berücksichtigung der Ursachen

Werden aber die wahren Ursachen der sog. Erkältungen erkannt und in der Behandlung berücksichtigt, so kommt es zu ungeahnten Erfolgen. Am eindrucksvollsten zeigt sich dies bei Kindern, die in die Sprechstunde gebracht werden, weil sie "ewig erkältet" sind. Die Eltern erzählen entweder, daß das Kind mehrmals im Jahr eine Mandelentzündung habe, von der es sich lange nicht richtig erhole, oder daß es immer wieder Schnupfen und Husten oder laufende Ohren habe. Man kann diesen Eltern versprechen, daß diese immer wiederkehrenden Infekte aufhören, sobald die Fehler in der Lebensführung abgestellt werden.

Die Behandlung der Infektanfälligkeit

Was die Behandlung betrifft, so muß man zwischen den Maßnahmen, die notwendig sind, um die ständig wiederkehrenden "Erkältungen" zu vermeiden, und der Behandlung des Infektes selbst unterscheiden.

Die Vorbeugung gegen die Neigung zu "Erkältungen", d.h. die Behandlung der Erkältlichkeit, besteht nach dem Gesagten in einer Abstellung der gröbsten Ernährungsfehler, in der Beseitigung von Lebensbelastungen, in richtiger Kleidung, Vermeidung von Wärmestauung und Schwitzen und in der Anwendung von kurzen Kaltreizen.

I. Die Ernährungsbehandlung

Die Zunahme der Infekte in den letzten Jahrzehnten geht ungefähr mit der Zunahme der ernährungsbedingten Zivilisationskrankheiten parallel. Diese Beobachtung läßt vermuten, daß auch die herabgesetzte Widerstandskraft des modernen Menschen gegenüber Infekten durch den Vitalstoffmangel der Zivilisationskost bedingt ist. Diese Vermutung wird durch die Erfahrung bestätigt, daß sich unter Vollwertkost die Infektanfälligkeit allmählich verringert.

Der wichtigste Faktor zur Steigerung der Abwehrkräfte ist daher die vollwertige Ernährung. Sie bildet die Basis der Behandlung. Ohne Vollwertkost ist kein sicherer Erfolg zu erwarten, auch wenn alle anderen zusätzlich notwendigen Maßnahmen genau durchgeführt werden. Umgekehrt ist die beste Ernährung nicht imstande, die Folgen chronischer Wärmestauungen zu verhüten oder die Widerstandsschwächung durch Lebensbelastungen aufzuheben.

Im einzelnen gestaltet sich eine vollwertige Ernährung wie folgt:

1. Der wichtigste Punkt ist die strikte **Vermeidung der raffinierten Kohlenhydrate,** d.h. des Fabrikzuckers und der Auszugsmehle.

a) Unter der Bezeichnung **Fabrikzucker** oder Industriezucker werden alle Zucker zusammengefaßt, die durch fabrikatorische Methoden gewonnen sind. Was die schädliche Wirkung betrifft, so besteht kein wesentlicher Unterschied, ob es sich um Rohrzucker, d.h. den gewöhnlichen, aus der Zuckerrübe oder dem Zuckerrohr gewonnenen Verbrauchszucker, braun oder weiß, oder um Traubenzucker, Fruchtzucker*) usw. handelt. Wesentlich ist nur, ob der Zucker

---

*) siehe auch: Yudkin, "Süß aber gefährlich", bioverlag gesundleben, 8959 Hopferau

industriell hergestellt ist oder nicht.

Alle Lebensmittel, die von Natur aus süß sind, wie z.B. süßes Obst, fallen selbstverständlich nicht unter die Rubrik des Fabrikzuckers; gemeint sind nur Speisen, die mit fabrikatorisch hergestelltem Zucker künstlich gesüßt sind.

Bei Kindern ist neben den Süßigkeiten besonders auf die Vermeidung von Marmeladen zu achten. Dies hat den Vorteil, daß nicht nur die Zähne vor Karies bewahrt, sondern auch das Knochensystem kräftig aufgebaut, Haltungsschäden vermieden und im späteren Alter drohende Zivilisationsschäden vorbeugend verhindert werden.

Der Verzehr raffinierter Kohlenhydrate, d.h. des Fabrikzuckers und der Auszugsmehle, spielt bei der Anfälligkeit für Viruserkrankungen, deren Anteil unter den banalen Infekten in letzter Zeit zuzunehmen scheint, eine wichtige Rolle. Vermutlich hängt diese Verschiebung u.a. mit der Eindämmung der rein bakteriellen Infektionen durch antibiotische Medikamente und Sulfonamide zusammen.

Für die Kinderlähmung, die eine Viruserkrankung ist, hat SANDLER in seinem interessanten Buch “Sonderernährung verhütet Kinderlähmung”*) nachgewiesen, daß die Vermeidung von

---

*) bioverlag gesundleben, 8959 Hopferau

Fabrikzucker und anderen isolierten Kohlenhydraten die Infektion mit dem Kinderlähmungsvirus zu verhüten vermag.

Eigene Beobachtungen über Jahrzehnte sprechen dafür, daß dieser Zusammenhang auch für andere Viruserkrankungen gilt, d.h. daß diese ebenfalls durch Vermeidung der isolierten Kohlenhydrate verhütbar sind.

Die Virusinfektion tritt nur ein, wenn der Blutzucker als Gegenmaßnahme auf zu raschen Blutzuckeranstieg vorübergehend unter die Norm absinkt.

Die häufigste Ursache für diese gegenregulatorische Unterzuckerung ist eben der Genuß von Süßigkeiten.

b) In ähnlicher Weise wie das raffinierte Kohlenhydrat Fabrikzucker wirkt auch der zweite Vertreter dieser Gruppe, das **Auszugsmehl.** Wenn auch vom Auszugsmehl, was die Menge betrifft, achtmal mehr genossen werden muß als vom Fabrikzucker, um dieselben Schäden hervorzurufen, so kommt es durch den regelmäßigen täglichen Genuß der Auszugsmehlprodukte doch zu einem erheblichen Vitalstoffmangel.

Unter Auszugsmehlen versteht man alle Mehle, bei denen die Randschichten und der Keim des Getreidekorns fehlen und nur der Stärkekern vermahlen ist, gleichgültig ob als Ausgangsprodukt Roggen, Weizen, Gerste, Hafer oder Hirse verwendet wurde.

Auszugsmehl von Roggen heißt Graumehl, von Weizen Weißmehl. Vom ernährungsphysiologischen Standpunkt ist daher zwischen Graubrot und Weißbrot kein grundsätzlicher Unterschied. Beide sind infolge des Fehlens wichtiger Vitalstoffe gleichermaßen minderwertig. Praktisch bedeutet dies, daß Graubrot, Weißbrot, weiße Brötchen, Zwieback, Nudeln, Grieß, Pudding, Kuchen und Gebäck aus weißem Mehl sowie geschälter Reis gemieden werden müssen.

2. **Süße Säfte** können dieselbe nachteilige Wirkung haben, da sie rasch resorbierbar sind. Da man außerdem mühelos in wenigen Minuten den Saft von 1 kg Früchten trinken kann, zu deren Verzehr in ursprünglicher Form man die vielfache Zeit benötigen würde, kommt eine plötzliche Überschwemmung mit Nährstoffen zustande, die unphysiologisch ist und eine Streß-Situation für den Körper bedeutet.

Außerdem werden mit dem Saft nur die auspreßbaren Teile des ursprünglichen Lebensmittels zugeführt, während wichtige Vitalstoffe in den Rückständen bleiben.

Bei Kindern führen Säfte ähnlich wie Zucker oft zu Appetitlosigkeit und Durst. Da der Durst häufig wieder durch Trinken von Säften gestillt

wird, kommt es zu einer Kette ohne Ende. Deshalb ist gerade bei Kindern die Vermeidung von süßen Säften besonders wichtig.
Es ist selbstverständlich, daß die nachteilige Wirkung der Säfte unabhängig davon ist, ob diese selbst hergestellt oder gekauft sind. Bei Säften, die außerdem mit Fabrikzucker künstlich gesüßt sind, kommt die schädliche Wirkung des Zuckers noch dazu.

3. Zu meiden sind ferner alle **durch Raffinationsmethoden hergestellten Fette** wie Margarine und gewöhnliche Öle. Statt dieser "toten" Fette, die nicht ausreichend fettlösliche Vitamine und ungesättigte Fettsäuren enthalten, ist der Verzehr von naturbelassenen Fetten notwendig: von Butter, Sahne und sogenannten kalt geschlagenen Ölen (Sonnenblumenöl, Leinöl, Maiskeimöl usw.). Solche Öle sind in den Reformhäusern erhältlich.

4. Notwendig ist der Verzehr von **Vollkornbroten** verschiedener Sorten anstelle von Grau- und Weißbrot.

5. Da Vollkornbrot beim Backprozeß erhitzt wird, ist als Ergänzung täglich unbedingt ein Gericht von unerhitztem Getreide notwendig. Es deckt den Bedarf an Vitamin B 1, anderen Vitaminen des B-Komplexes und sonstigen unentbehrlichen Vitalstoffen. Ohne ein **tägliches Frisch-**

korngericht ist die Beseitigung der Infektanfälligkeit nicht garantiert.

Zwei Rezepte für die Zubereitung von Frischkorngerichten seien angeführt: für einen Frischkornbrei und für eine Speise mit gekeimten Körnern nach Dr. Evers.

Hier ist das Rezept des Frischkornbreies:

Er wird aus einer Mischung von Roggen und Weizen oder aus Weizen allein hergestellt. Von diesem Getreide werden drei Eßlöffel durch eine alte Kaffeemühle, in einem Mixapparat oder einer Getreidemühle*) grob geschrotet. Das Mahlen muß jedesmal frisch vor der Zubereitung vorgenommen werden.

Dabei spielt es keine Rolle, ob die Getreidemühle mit Mahlsteinen oder einem Stahlmahlwerk arbeitet.

Nicht auf Vorrat mahlen! Das gemahlene Getreide wird mit ungekochtem kaltem Leitungswasser zu einem Brei gerührt und mehrere Stunden (bis zu 12) stehengelassen. Die Wassermenge wird so berechnet, daß nach der Quellung

---

*) Getreidemühlen erhalten Sie in Reformhäusern, Naturspeiseläden oder direkt beim biovertrieb gesundleben, 8959 Hopferau-Heimen 50. Beschreibungen von verschiedenen Getreidemühlen finden Sie in der Broschüre “Gesundheit ist kein Zufall”, die Sie bei den gleichen Vertriebsstellen erhalten.

nichts weggegossen zu werden braucht. Anschließend wird dieser Brei schmackhaft zubereitet durch Zusatz von frischem Obst (je nach Jahreszeit), Zitronensaft, 1 Teelöffel Honig (nur manchmal; regelmäßig Honig kann Karies erzeugen), 1 Eßlöffel Sahne, geriebenen Nüssen, nach Art des Bircher-Benner-Müslis.

Solange verfügbar, sollte man immer einen Apfel hineinreiben und sogleich untermischen, bevor er braun wird. Der geriebene Apfel macht den Frischkornbrei besonders luftig und wohlschmeckend.

Statt dieser Zubereitung kann der Körnerbrei auch mit Joghurt, Milch oder Sauermilch zubereitet werden. In diesem Fall müssen die anderen Zusätze wegbleiben, da die Kombination bei Darmempfindlichen Unverträglichkeit hervorrufen kann. Es ist ohne Belang, zu welcher Tageszeit dieser Brei genossen wird.

Sehr zu empfehlen ist auch die Frischkornmahlzeit nach Dr. Evers:

Drei Eßlöffel Roggen oder Weizen (keine Mischung) werden über Nacht (etwa 12 Stunden) mit ungekochtem kaltem Wasser eingeweicht. Am Morgen werden die Körner in einem Sieb mit frischem Wasser gespült. Tagsüber bleiben sie trocken stehen. In der zweiten Nacht werden sie wieder mit Wasser übergossen, am nächsten Morgen wieder gespült. Dieser Vorgang wird so lange fortgesetzt (im Duchschnitt drei Tage), bis die Körner keimen und die Keimlinge ca. ⅓ cm lang sind. In der Keimzeit sollen die Körner möglichst bei Zimmertemperatur stehen (d.h. nicht zu kalt und nicht zu warm). Diese gekeimten Körner können mit Zutaten versehen werden, wie beim Frischkornbrei angegeben. Sie sind gründlich zu kauen.

6. Ebenso unerläßlich wie ein Frischkorngericht ist der tägliche Genuß einer bestimmten Menge von **Frischkost,** d.h. von rohem Gemüse und rohem Obst.

Die Rohgemüse werden am besten als Salate zubereitet. Einige, wie z.B. Möhren, Radieschen, Tomaten, können selbstverständlich in ursprünglichem Zustand genossen werden.

Als Anregung seien hier einige Rezepte zur Zubereitung der Frischkost angegeben. Damit sollen natürlich der individuellen Küchenkunst keine Grenzen gesetzt sein.

Zubereitung der Frischkost

Unter der Erde gewachsen:

Schwarzwurzeln: fein gerieben, vermengt mit süßer Sahne und Kokosraspeln.

Möhren: gerieben, mit geriebenen Äpfeln, Nüssen und Zitrone oder als Salat mit feingeschnittener Zwiebel, Öl, Zitrone, Schnittlauch und Petersilie vermengt.

Rote Bete: fein gerieben, mit Äpfeln, Zitrone, saurer Sahne und Nüssen vermengt.

Rote Bete mit Kürbis: Äpfel, Nüsse, etwas saure Sahne.

Sellerie: fein gerieben, mit Nüssen, süßer Sahne, oder wie bei Möhren.

Steckrüben: fein gerieben, mit Sahne, Zitrone, Öl, grüner Petersilie.

Rettich oder Radieschen: mit grüner Petersilie (Veränderung mit Tomaten), Zwiebeln, Schnittlauch

Pastinaken: fein gerieben, Zitrone, süße Sahne, geriebene Nüsse, oder wie bei Möhrensalat (siehe oben)

Topinambur: grob reiben, etwas Öl und Nüsse

Über der Erde gewachsen:

Kohlrabi: mit Öl, grüner Petersilie oder mit süßer Sahne und geriebenen Nüssen.

Blumenkohl: fein gerieben, mit süßer Sahne, geriebenen Nüssen oder Kokosraspeln.

Weißkohl: fein gewiegt, mit Öl, Zitrone oder Obstessig, Schnittlauch, Petersilie, schwarzem Pfeffer.

Rotkohl: fein gewiegt, mit Öl, Zitrone, Äpfeln, Veilchenpulver.
Gurken: mit der Schale, feine Scheiben, mit saurer Sahne oder Joghurt oder Obstessig, Dill, Petersilie, Schnittlauch, Öl (Veränderung mit Tomaten), Borretsch, schwarzem Pfeffer.
Blattsalat und Endivien: etwas zerschnitten, mit Sahne, Öl, Zitrone oder Obstessig, grünen Kräutern (Dill, Kresse, Schnittlauch, Petersilie, Zitronenmelisse, Fenchel, Borretsch). Veränderung: feingeschnittenen Sauerampfer oder Spinat untermengen.
Feldsalat: Öl oder Sahne, Obstessig oder Zitrone.
Spinat: in feine Streifen geschnitten, vermengen mit Öl, Zitrone, Zwiebeln.
Sauerkraut: etwas schneiden, vermengen mit feingeschnittenen Zwiebeln, Öl, Kümmel, Porree, geriebenem Meerrettich.
Tomaten: Öl und Obstessig, evtl. Zwiebeln.
Obstsalat: Äpfel, Bananen, Apfelsinen, geriebene Nüsse, Weinbeeren, zerschnittene Pflaumen.

Als grobe Regel mag gelten, daß der Frischkostanteil, d.h. der Frischkornbrei, das rohe Gemüse und das rohe Obst, insgesamt etwa ein Drittel der Gesamtkost ausmachen sollen.

Es empfiehlt sich, die Rohgemüse möglichst

so auszuwählen, daß je zwei über der Erde gewachsene Pflanzenteile und zwei unter der Erde gewachsene zu einer Mahlzeit zusammengestellt werden.

7. **Alle übrigen Nahrungsmittel, die nicht besonders als zu meidende angegeben wurden, sind erlaubt.**

Diese Vollwertkost ist ohne große Schwierigkeit und ohne zu große Eingriffe in die bisherigen täglichen Gewohnheiten durchführbar. Die Erfahrung hat gezeigt, daß sich nach einigen Wochen bereits eine so weitgehende Gewöhnung an die neue Kostform eingestellt hat, daß es schwerfällt, wieder zur alten krankmachenden, minderwertigen Zivilisationskost zurückzukehren.

Diese Ernährungsmaßnahmen sind ausreichend, um mit Sicherheit den ernährungsbedingten Anteil an den Ursachen der "Erkältungen" abzustellen.

Mit dem Vollkornbrot und den Frischkorngerichten wird der Bedarf an Vitamin B 1, anderen Vitaminen des B-Komplexes und zahlreichen gesundheitsnotwendigen Vitalstoffen gedeckt, mit dem Gemüse- und Obstanteil der Frischkost werden die wasserlöslichen Vitamine und mit den naturbelassenen Fetten die notwendigen fettlöslichen Vitamine und ungesättigten Fettsäuren zugeführt. Die Vermeidung von Fabrikzucker und Säften garantiert – neben dem Effekt auf den inneren Stoffwechsel – die gute Verträglichkeit der vollwertigen Lebensmittel, was für alle diejenigen Kranken von Bedeutung ist, die gleichzeitig an krankhaften Störungen der Verdauungsorgane (Leber, Gallenblase, Magen, Bauchspeicheldrüse, Dünndarm und Dickdarm) leiden. Nähere Einzelheiten darüber finden sich in Band 6 der Buchreihe Aus der Sprechstunde: "Ernährungsbehandlung bei Leber-, Galle-, Magen- und Darmerkrankungen"*).

Der Erfolg allein dieser Ernährungsmaßnahmen läßt sich unter anderem auch daran erkennen, daß viele Patienten, die wegen ganz anderer Erkrankungen auf die Vollwertkost umgestellt wurden, nach einigen Jahren feststellen, daß bei ihnen seit der Umstellung auf diese Vollwertkost keine "Erkältung" mehr aufgetreten ist, während sie früher ständig damit zu tun hatten. Dieser unbeabsichtige Nebenerfolg bei vielen Patienten unterstreicht die Wichtigkeit des Ernährungsfaktors.

Nähere Begründung dieser Ernährungsbehandlung findet sich in Band 1 der Buchreihe Aus der Sprechstunde: "Unsere Nahrung – unser Schicksal"*).

---

*) bioverlag gesundleben, 8959 Hopferau

II. Belastende Lebenssituationen erfordern Beratung

Jede seelische Belastung ist imstande, die Widerstandskraft zu schwächen und damit auch einer Infektion Vorschub zu leisten. Leider gibt es kein so einfaches Patentrezept, mit Belastungen des Lebens fertigzuwerden, wie es auf dem Ernährungsgebiet die Vollwertkost ist. Und doch ist der Hinweis auf die Bedeutung der Lebensbelastungen auch für die Entstehung von Infekten sehr wichtig, da sonst manche Erkrankung nicht nur unerklärbar, sondern auch unbeeinflußbar bliebe.

Hier sind in jedem einzelnen Fall die Hintergründe aufzuspüren, weshalb der Kranke nicht imstande ist, mit den Lebensaufgaben fertigzuwerden, weshalb er in der falschen Überzeugung lebt, daß seine Verhältnisse unabänderlich seien, weshalb er fälschlich glaubt, in der ständigen Überforderung liege die Lösung, oder weshalb er anderen Menschen gegenüber in Minderwertigkeitsgefühle geraten ist. Diese und viele andere, dem Kranken meist nicht bewußte Probleme erfordern individuelle Hilfe in persönlicher Aussprache, die vom wissenden Arzt und nicht vom unwissenden Patienten ausgehen muß.

Daß dieses Wissen im Zeitalter des Spezialistentums den meisten Ärzten fehlt und nur beim Fachpsychotherapeuten anzutreffen ist, kann leider nicht verschwiegen werden, erklärt aber, weshalb die Zahl der scheinbar "unheilbaren" Fälle ständig anwächst und immer mehr Kranke mit der im Mechanistischen steckenbleibenden üblichen Therapie unzufrieden sind, weil sie durch diese keine ausreichende Hilfe finden.

Einzelheiten sind ausführlich in Band 2 dieser Buchreihe, "Die lebensbedingten Krankheiten"*) dargestellt.

III. Die Vermeidung von Wärmestauung und die Anwendung physikalischer Maßnahmen

Als dritter Punkt ist die eingehende Aufklärung über die Schädlichkeit der Wärmestauung durch zu warme Kleidung oder überhitzte Räume nötig, wie es oben dargestellt ist. Besonders der Hinweis auf die nachteilige Wirkung des Schwitzens ist wichtig.

An vorbeugenden Trainingsmaßnahmen, um die Anpassungsfähigkeit an Temperaturschwankungen zu steigern, sind die erwähnten und nachstehend näher beschriebenen Kaltanwendungen zu empfehlen.

---

*) bioverlag gesundleben, 8959 Hopferau

1. Kneippsche Waschung

Bei bisher durch Wärmemißbrauch Verweichlichten und dadurch gegen jeden Luftzug empfindlich Gewordenen beginnt man am besten als leichteste Anwendung mit der morgendlichen kalten Kneippschen Waschung. Morgens vor dem endgültigen Aufstehen wäscht sich der Betreffende vor dem Bett von unten nach oben rasch mit einem Waschlappen, der in kaltem Wasser naßgemacht wird, ab. Das Wasser soll so kalt wie möglich sein: Je kälter, desto besser ist die Reaktion des Körpers, der von der Nacht her meist gut warm ist. Anschließend legt sich der Betreffende, ohne sich vorher abzutrocknen, noch einmal für etwa 5 - 10 Minuten ins warme Bett, bis er wieder trocken und gut warm geworden ist.

Kommt es als Reaktion nicht zu einem angenehmen wohligen Wärmegefühl, so war der Betreffende entweder vorher nicht warm genug, oder die Waschung erfolgte nicht rasch genug, oder das Wasser war nicht kalt genug. Wenn ein einziges Mal die Angst vor dem kalten Wasser überwunden ist und der Mensch an sich selbst erlebt, daß er sich wohl fühlt und die gefürchtete "Erkältung" nicht eintritt, ist der Bann gebrochen. Nach kurzer Zeit merkt er, daß die Anwendung ihm guttut. Die meisten gewöhnen sich so rasch an die tägliche morgendliche Waschung, daß sie sie entbehren, wenn sie aus irgendwelchem Grund einmal ausfällt.

2. Dusche

Eine morgendliche kalte Dusche ist ein wesentlich stärkerer Reiz, aber nicht jedermanns Sache. Wer daran gewöhnt ist, kann sie natürlich beibehalten; aber unter diesen Menschen finden sich sowieso nur wenige, die an Katarrhen leiden.

3. Wechselunterschenkelbad

Ist durch die Waschung die Angst vor dem Kalten überwunden und die wärmende Wirkung einmal erlebt, ist als nächste Maßnahme zusätzlich ein Wechselunterschenkelbad, wie oben angegeben, zu empfehlen.

4. Knie- und Schenkelguß

Noch einfacher und wirkungsvoller ist der Kneippsche Knie- bzw. Schenkelguß. Er ist deshalb unter den physikalischen Maßnahmen zur vorbeugenden Behandlung der Erkältlichkeit am meisten zu empfehlen. Dies gilt besonders für Personen, die nicht an kalten Füßen leiden. Aber auch diese können ihn mit Vorteil anwenden; nur müssen sie darauf achten, daß sie sich vor der Anwendung im ganzen warm fühlen und insbesondere warme Füße haben. Eine Vorwärmung ist dann überflüssig.

Der Knie- bzw. Schenkelguß eignet sich auch besonders dann, wenn der Kranke durch morgendliche Waschung und Wechselunterschenkelbäder das Vertrauen zur Anwendung des kalten Wassers bereits gewonnen hat. Für "Fortgeschrittene" ist der Schenkelguß die sicherste und einfachste Lösung; er kann täglich angewandt werden. Sind die Füße mal zufällig kalt, wird wie beim Wechselunterschenkelbad vorher angewärmt. Auf jeden Fall muß immer das Prinzip gewahrt bleiben: **eine Kaltanwendung nur auf warmen Körper.**

Die Technik des Gusses

Zur Durchführung eines Gusses ist ein breiter Wasserstrahl nötig. Dazu wird am besten ein Schlauch von 2 cm Durchmesser über der Badewanne an die Wasserleitung angeschlossen. Der Wasserdruck wird so eingestellt, daß bei senkrecht nach oben gehaltenem Schlauch das Wasser handbreit übersprudelt.

Der kalte Wasserstrahl wird beim Knieguß an der Außenseite des rechten Fußes beginnend langsam bis zur Kniekehle und an der Innenseite nach abwärts geführt, dann erfolgt dasselbe am linken Unterschenkel. Der Schlauch wird so gehalten, daß das Wasser den Unterschenkel möglichst mantelförmig umschließt. Damit es nicht zum Spritzen kommt, ist es günstig, wenn der Schlauch, wie angegeben, weit und der Druck nicht zu groß ist.

Beim Schenkelguß, der eine stärkere Wirkung hat, wird der Wasserstrahl zunächst hinten vom Fuß bis zur Hüfte, dann abwärts zur Ferse, erst rechts, dann links, anschließend vorn bis zur Leistenbeuge entsprechend geführt.

Behelfsmäßig kann auch der Kopf der beweglichen Brause abgeschraubt werden. Kneipp hat bekanntlich die Güsse ursprünglich mit der Gießkanne gemacht. Im Zeitalter der Wasserleitung wird dies heute aber nur selten als Notlösung noch nötig sein. Im Notfall kann das Wasser auch aus einem Gefäß mit einer Schöpfkelle über die Beine gegossen werden.

Nach dem Guß wird die Haut nicht abgetrocknet, sondern das Wasser nur mit den Händen abgestreift; dadurch wird die Wirkung des Gusses verstärkt. Nur die Füße werden abgetrocknet. Anschließend soll der Begossene sich flott bewegen oder im warmen Raum aufhalten.

Die Dauer des Gusses richtet sich nach der Reaktionsweise des Betreffenden und ist abhängig von der Kälte des Wassers. Je kälter das Wasser, um so kürzer der Guß und um so besser die Wirkung. Andererseits soll der Guß auch um so kürzer sein, je empfindlicher der Mensch ist. Der Robuste, Abgehärtete und Trainierte kann eine längere Anwendung bis zu 2 Minuten vertragen.

Allgemein läßt sich sagen: Die Reaktion ist richtig, wenn sich nach dem Guß ein angenehmes Wärmegefühl einstellt. Friert der Betreffende nach dem Guß, so ist etwas falsch gemacht worden; entweder war der Mensch nicht warm genug, oder der Guß war zu lange; oder es kann sein, daß sich der Betreffende nicht genügend bewegt hat oder sich nicht in einem genügend warmen Raum aufgehalten hat. Die Kaltanwendung soll so kurz sein, daß sie nicht ausreicht, um Wärme zu entziehen, aber so lang, daß sie ausreicht, um reaktive bessere Durchblutung zu erzielen. Dies zeigt sich am anschließend auftretenden Wärmegefühl.

Selbstverständlich sind bei vorhandener Erkältlichkeit auch andere Kaltanwendungen, wie sie in vollendeter Weise bereits Kneipp angegeben hat, geeignet, denselben Erfolg zu erzielen. Da aber mit den erwähnten Anwendungen schon alles Nötige erreicht werden kann und außerdem über die Kneippschen Anwendungen ausgiebige Literatur vorhanden ist, soll auf die Beschreibung der anderen Maßnahmen hier verzichtet werden.

Das Luftbad

Jedermann, nicht nur der Infektanfällige, sollte täglich mindestens einmal seine Haut einem kurzen Kaltreiz aussetzen. Dazu genügt schon ein kurzes Luftbad.

Bei kleinen Kindern kann man beobachten, wie sie Freude daran haben, z.B. ehe sie ins Bett gebracht werden, sich nackt im Zimmer zu tummeln. Leider hindern viele Mütter ihre Kinder daran, diesem instinktiven Verlangen nachzugeben, eben wieder aus Angst, das Kind könnte sich "erkälten", während doch die Verhältnisse umgekehrt liegen.

Dieses Luftbad ist ein hervorragendes Vorbeugungsmittel gegen Katarrhe. Es eignet sich natürlich nicht nur für Kinder und hat den Vorteil, daß es keiner Hilfsmittel bedarf und überall durchführbar ist. Es kann auch in sehr kalter Luft vorgenommen werden; dann genügt die kurze Zeit von ½ - 1 Minute. Auch dazu muß der Körper vorher warm sein.

Die Sauna

Zur Vorbeugung gegen Infekte ist auch der wöchentliche Besuch der Sauna sehr geeignet. Für Menschen, die leicht in Schweiß geraten und deshalb sich leicht "erkälten", ist die Sauna ein hervorragendes Mittel. Das künstliche Schwitzen in der Sauna bewirkt, daß das lästige, von selbst auftretende Schwitzen geringer wird oder aufhört. So empfehlenswert die Sauna zur unterstützenden langfristigen Behandlung der Infektanfälligkeit ist, so ungeeignet ist sie während eines Infektes, vor allem wenn Fieber besteht. In diesem Fall ist ein kalt angelegter Wickel, in dem es zum Schwitzen kommen kann, die hilfreichere Maßnahme.

Das Sonnenbad

Im Sommer sind Sonnenbäder sehr zu empfehlen. Die Sonne soll, wenn das Bad als Maßnahme zur Steigerung der Widerstandskraft gedacht ist, nur auf den völlig nackten Körper einwirken. Eine Bedeckung der Haut – auch nur in kleinen Bezirken – bringt örtliche Wärmestauung, die auf alle Fälle zu vermeiden ist. Für diese Zwecke genügt ein Sonnenbad von 10 Minuten bis ½ Stunde, je nach Intensität der Sonnenstrahlung und dem Hautzustand. Bei noch weißer Haut sind kurze Zeiten zu wählen. Es darf nicht zu einer Hautrötung (Sonnenbrand) kommen.

Sitzen in der Sonne mit Kleidung ist unbedingt zu vermeiden; es ruft nicht nur Wärmestauung und damit Schleimhautkatarrhe hervor, sondern bedeutet auch eine Belastung des Kreislaufs. In Band 5 dieser Buchreihe “Leben ohne Herz- und Kreislaufkrankheiten”*) der die Kreislaufstörungen abhandelt, ist hierauf näher eingegangen. Eine Besonnung in Kleidung ist in jedem Fall nachteilig. Wer noch dem Instinkt zu vertrauen vermag, wird von selbst zu dieser Erkenntnis kommen, da die dabei auftretende Wärmestauung als unangenehm empfunden wird. Das schlechte Befinden nach einer Besonnung in Kleidung führt dazu, daß viele unter denen, die sich noch nie nackt der Sonne ausgesetzt haben, angeben, sie vertrügen die Sonne nicht. Für diese Menschen lohnt sich der Versuch, das erste Sonnenbad ohne Kleidung zu “wagen”.

---

*) bioverlag gesundleben, 8959 Hopferau

Die Behandlung des Infektes

Diese kombinierte vorbeugende Behandlung der Erkältlichkeit bzw. Infektanfälligkeit durch gesunde Vollwertkost, Abstellung der Fehler in der Lebensführung und physikalische Maßnahmen bringt einen so sicheren Erfolg, daß selbst beim Empfindlichsten die Erkrankungen immer seltener werden und allmählich bei konsequenter Einhaltung der Ratschläge ganz verschwinden.

Kommt es im Anfang, bis die vorbeugenden Maßnahmen sich auswirken, oder aus einem nicht vermeidbaren Grund doch noch zu einem katarrhalischen Infekt, so sind andere Behandlungsmaßnahmen nötig.

Verhalten bei Fieber und Appetitlosigkeit

Wenn Fieber besteht, ist Bettruhe nötig. In diesem Fall ist meist kein Appetit vorhanden. Dies ist ein Hinweis der Natur, die damit ausdrücken will, daß es am besten ist, so lange nichts zu essen, bis der Appetit wiederkommt. Oft zwingt sich der Kranke, trotz fehlenden Appetits zu essen, oder er läßt sich von Angehörigen dazu überreden, weil ihm vorgeredet wird, er käme beim Fasten von Kräften. Das Gegenteil ist der

Fall. Wenn der Organismus, der im Augenblick nicht imstande ist, die Nahrung zu verwerten, mit Nahrung belastet wird, dauert die Krankheit länger. Ein Tier läßt sich in diesem Falle vom Instinkt leiten und frißt so lange nichts, bis der Appetit wiederkommt. Der moderne Mensch, dem das Vertrauen zur Natur systematisch aberzogen wird, hat keinen Mut mehr, instinktgemäß zu handeln. Er glaubt, je mehr und je "kräftiger" er esse, desto rascher würde er gesund. Und was er unter "kräftig" versteht, ist meist minderwertige und in der Krankheit ungeeignete Kost.

Keine Antibiotika und Sulfonamide bei banalen Infekten

Aus derselben Vertrauenslosigkeit entspringt die übliche medikamentöse Behandlung mit Sulfonamiden und antibiotischen Präparaten. Obwohl es einwandfrei feststeht, daß bei den banalen Infekten eines Schnupfens oder einer katarrhalischen Erkrankung der oberen Luftwege diese Präparate völlig wirkungslos sind, werden sie gedankenlos und routinemäßig häufig verwendet.

Die Verwendung von chemotherapeutischen Arzneien, d.h. in diesem Fall von Antibiotika und Sulfonamiden, hat mehrere Nachteile:

1. Die Medikamente sind bei banalen Infekten, z.B. bei Schleimhautentzündungen der Nase

und Luftröhrenkatarrhen, wie soeben ausgeführt, wirkungslos.

2. Das Antibiotikum (anti = gegen, bios = Leben) ist, wie der name sagt, "gegen das Leben" gerichtet. Gedacht ist zwar gegen das Leben der Mikroben. Es liegen aber genügend Forschungsergebnisse vor, aus denen einwandfrei hervorgeht, daß das Antibiotikum auch schädigende Wirkungen auf die Zellen des menschlichen (und tierischen) Organismus ausübt. Dadurch bringen Antibiotika (z.B. Penizillin) in Fällen, in denen sie nicht angezeigt sind, eben bei banalen Schleimhautkatarrhen ("Erkältungen"), mehr Schaden als Nutzen. Die Abwehrkräfte des Organismus gegen die Erreger werden geschwächt.

3. Durch die Behandlung mit Chemotherapeutika wird vielfach eine sinnvollere Behandlung unterlassen.

4. Manche Erreger werden gegen Antibiotika und Sulfonamide resistent, so daß diese im Ernstfall nicht mehr ihre gewünschte Wirkung haben.

5. Die Erfahrung zeigt, daß ein Kranker, der mit

antibiotischen Mitteln behandelt wurde, zu Rückfällen neigt. Diese Tatsache läßt sich damit erklären, daß der Organismus selbst nicht veranlaßt wird, Abwehrstoffe gegen die Erreger zu bilden, da ihm die Abwehr durch die Antibiotika zum Teil abgenommen wird. Ist der Organismus aber gezwungen, durch eigene Abwehr Gegenstoffe gegen die Erreger zu bilden, so besitzt er durch diese Stoffe einen gewissen Schutz gegen erneute Infektion mit demselben Erreger.

In der Praxis zeigt sich dies daran, daß z.B. ein Kind, das regelmäßig in bestimmten Abständen an einer fieberhaften Mandelentzündung erkrankt, diese immer wieder bekommt, solange sie mit Antibiotika behandelt wird. Der Körper muß diesen Infekt einmal aus eigener Kraft überwinden, wobei er durch homöopathische Arzneien und sinnvolle physikalische Maßnahmen unterstützt wird. Danach ist die Kette der Mandelentzündungen unterbrochen. Dies ist ein weiterer indirekter Beweis dafür, daß der antibiotischen Behandlung der Erkältungskrankheiten nur der Wert symptomatischer Maßnahmen zukommt; einen gesundheitlichen Gewinn bringt sie nicht.

Die vielfach angewandte fehlerhafte Behandlung von Schleimhautentzündungen (Katarrhen) mit Antibiotika und Sulfonamiden liegt zum Teil auch in unrichtigen Krankheitsbezeichnungen begründet.

Die Menschen haben heutzutage keinen "Husten" mehr, sondern eine "Bronchitis". Für den Laien ist Husten und Bronchitis allmählich ein und dasselbe geworden. Leider sind an dieser Ungenauigkeit größtenteils die Ärzte schuld, indem sie jeden Husten als Bronchitis deklarieren. In Wirklichkeit beruht der "gewöhnliche" Husten meistens auf einem Katarrh (= Schleimhautentzündung) der Luftröhre, nicht der Bronchien. Häufig tritt der Luftröhrenkatarrh (Tracheitis) im Gefolge eines absteigenden Schleimhautkatarrhes der oberen Luftwege auf, der oft im Rachenraum hinter der Nase beginnt, sich nach vorne zur Nase hin als Nasenkatarrh und Nebenhöhlenentzündung (=Schnupfen) und nach unten in die Luftröhre ausbreitet. Im Bereich des Rachens äußert er sich in Räuspern und Räusperzwang, im Gebiet der Nase als verstopfte oder laufende Nase und an der Luftröhre als Husten mit bzw. ohne Auswurf.

Erst wenn der Entzündungsvorgang in die baumartigen Verzweigungen der Luftröhren, die sog. Bronchien, vordringt, ist die Bezeichnung "Bronchitis" berechtigt. Im Rahmen eines gewöhnlichen Infektes der oberen Luftwege ("Erkältung") ist eine Beteiligung der Bronchien glücklicherweise relativ selten. Eine echte Bronchitis ist eine ernste Erkrankung, die intensive Behandlung erfordert. Diese sollte aber aus den dargelegten Gründen nicht mit antibiotischen Medikamenten erfolgen.

Besonders sinnlos ist die Behandlung echter chronischer Bronchitisformen mit Langzeitsulfonamiden. Denn wenn die Erfolglosigkeit der Behandlung mit Sulfonamiden und Antibiotika sich darin dokumentiert, daß die Erkrankung nicht im akuten Stadium zur Heilung kommt, sondern sich länger hinzieht, d.h. chronisch geworden ist, (chronisch kommt von chronos = Zeit und bedeutet "sich über längere Zeit hinziehend" und nicht "unheilbar"!), so zeigt dies, daß die angewandten Chemotherapeutika den betreffenden Erregern gegenüber wirkungslos waren. Wie soll man sich vorstellen, daß dieselben Präparate bei chronischem Gebrauch einen Erfolg bringen?

Schon diese einfache Überlegung reicht aus, um die Sinnlosigkeit von Langzeitsulfonamiden und einer Langzeitbehandlung mit Antibiotika darzutun. Entweder waren die Erreger von Anfang an überhaupt nicht empfindlich auf das entsprechende Chemotherapeutikum, oder sie sind schon längst dagegen resistent geworden.

Asthma durch Antibiotika

Noch auf eine andere nachteilige Folge der Antibiotikabehandlung muß hingewiesen werden: die Entstehung von Asthma.

Bei den meisten Asthmafällen handelt es sich um sog. allergische Reaktionen auf irgendwelche Stoffe, die man dann als Allergene bezeichnet. Asthma hat wie andere allergische Erkrankungen an Häufigkeit in den letzten Jahren deutlich zugenommen. Man führt dies darauf zurück, daß der Mensch heute mehr als früher fremdartigen chemischen Stoffen (Chemikalien) ausgesetzt ist, mit denen er durch die Luft, das Wasser, die Nahrung, durch den Gebrauch von Medikamenten, Kosmetika usw. in Berührung kommt.

Es ist bekannt, daß unter den Medikamenten auch die Antibiotika Allergien erzeugen können. So habe ich in letzter Zeit in der Sprechstunde zunehmend mehr Asthmapatienten gehabt, deren Erkrankung mit einer harmlosen "Erkältung", d.h. einem absteigenden Katarrh der oberen Luftwege begonnen hatte. Erst nach der Behandlung mit Antibiotika hat sich bei diesen Patienten zum ersten Mal im Leben Asthma eingestellt.

Wenn dieses Asthma nicht als allergische

Reaktion auf das Antibiotikum erkannt wird – was leider nicht selten der Fall ist –, sondern irrtümlich als Verschlimmerung der Bronchitis angesehen wird, führt dies oft dazu, daß immer weiter mit Antibiotika behandelt wird. Die Verkennung des wahren Sachverhalts wird dadurch begünstigt, daß manche Hustenmittel heute Kombinationspräparate sind, die Antibiotika enthalten.

Es versteht sich von selbst, daß das Asthma auf diese Weise nicht zur Heilung kommen kann, sondern durch die Therapie sogar unterhalten wird.

Die Symbioselenkung

Schließlich verändern die Antibiotika und Sulfonamide die Bakterienflora, die sich normalerweise auf den Schleimhäuten in Mund, Rachen und Dickdarm befindet.

Im Laufe der Entwicklungsgeschichte hat sich in großen Zeiträumen ein enger und ständiger Kontakt zwischen dem Menschen und seiner mikrobiellen Umwelt, d.h. mit gewissen Bakteriengruppen, herausgebildet. Diese Symbiose (= Zusammenleben) mit Mikroben, an die der Mensch gewohnt ist und mit denen er sich in Zeiten der Gesundheit in einem ständigen Fließgleichgewicht befindet, wird durch Antibiotika und Sulfonamide empfindlich gestört. Diese hemmen nicht nur das Wachstum der Krankheitserreger der jeweiligen Infektionskrankheit, sondern selbstverständlich auch das Wachstum der "normalen" Bakterienflora (Eubiose). So wird durch die Chemotherapie aus der Eubiose eine Dysbiose.

Die sogenannte Symbioselenkung, d.h. die Verabreichung lebendiger Keime, hat sich bei Infektanfälligkeit als unterstützende Behandlungsmethode bewährt. Man könnte diese Symbioselenkung in gewissem Sinne als das Gegenteil einer antibiotischen Behandlung bezeichnen.

Das sind genug Gründe, die zu der Forderung berechtigen, daß Antibiotika bei sog. "Erkältungen" nicht angewendet werden, sondern unbedingt nur für die Behandlung besonderer Infekte vorbehalten bleiben, bei denen sie wirksam und u.U. lebensrettend sind.

Homöopathische Behandlung besonders erfolgreich

Für alle banalen Infekte, bei denen antibiotische Behandlung fehlerhaft ist, bietet die Homöopathie hervorragende Behandlungsmöglichkeiten.

Die homöopathische Behandlung beruht auf der Ähnlichkeitsregel, die besagt, daß ein Arzneistoff, der bei der Prüfung am Gesunden ein bestimmtes "Arzneibild", d.h. krankhafte Veränderungen hervorruft, eine Erkrankung, die ein ähnliches Symptomenbild zeigt, zu heilen vermag. Die nach dem homöopathischen Prinzip gewählte Arznei (homoion = ähnlich) vermag die Heilbestrebungen des Organismus spezifisch zu unterstützen, da sie gerade an den Stellen eingreift, an denen die Krankheit sich abspielt.

Nur wenn die Krankheitserscheinungen, die durch die Arznei – bei der vorherigen Arzneiprüfung am Gesunden – hervorgerufen werden, den Krankheitserscheinungen so ähnlich wie möglich sind, die die zu behandelnde Krankheit aufweist, ist das Arzneimittel homöopathisch, und nur dann wirkt es mitsinnig.

Als logische Folgerung daraus, daß das passende homöopathische Arzneimittel eine ähnliche Krankheit erzeugt, wie es sie am Kranken heilen soll, ergibt sich die zwangsläufige Forderung, das Arzneimittel möglichst so gering zu dosieren, daß keine Verschlimmerung der Krankheitssymptome auftritt, sondern nur die spezifischen Arzneikräfte die Heilmaßnahmen des Organismus mitsinnig unterstützen.

Eine vorübergehende Erstverschlimmerung der Symptome wird allerdings bei der homöopathischen Behandlung gerne in Kauf genommen, da sie anzeigt, daß das Arzneimittel richtig gewählt ist und seine Heilwirkung entfaltet.

Die souveräne Überlegenheit der homöopathischen Heilweise*), die sich vor allen anderen Arzneibehandlungsmethoden auszeichnet, liegt darin begründet, daß sie allen individuellen Besonderheiten Rechnung trägt. Sie setzt aber großes Einzelwissen und reiche Erfahrung voraus.

Voraussetzung für den Mut zu einer biologischen und homöopathischen Behandlung ist das Wissen um die Existenz natürlicher Abwehrkräfte. Bei jungen Ärzten, die von der Hochschule kommen, hat man oft den Eindruck, als hielten sie jeden Kranken mit einem Infekt für verloren, wenn er nicht mit den starken Geschützen der Antibiotika behandelt wird, und als sähen sie die Behandlung mit natürlichen Mitteln als ein unverantwortliches Wagnis an. Sie halten es nicht für möglich, daß der menschliche Organismus noch selbst die Fähigkeit zur Krankheitsabwehr hat. Dieses mangelnde Vertrauen zur natürlichen Abwehr führt zu einer Unsicherheit, deren selbstverständliche Folge der rasche Griff zum Antibiotikum ist, das dem Unerfahrenen ein – wenn auch trügerisches – Gefühl der Sicherheit vermittelt.

---

*) Tonkassette von Dr. med. M. O. Bruker, »Homöopathie«, bioverlag gesundleben, 8959 Hopferau

Bei fieberlosen und chronischen Katarrhen

Bei fieberlosen Katarrhen, auch chronischer Art, z.B. bei chronischem Schnupfen und chronischem Luftröhrenkatarrh, ist unter den Arzneibehandlungen die homöopathische am aussichtsreichsten, da sie wie keine andere Therapie die individuellen Besonderheiten berücksichtigt und therapeutisch auszuwerten vermag. Zusätzlich kommen hier wie bei der vorbeugenden Behandlung der Anfälligkeit Kneippsche Waschungen, Wechselunterschenkelbäder und Knie- bzw. Schenkelgüsse als einfachste und beste Unterstützung in Betracht.

Nach Abklingen des Infektes ist die vordringlichste Aufgabe die Verhütung von Rückfällen. Die Berücksichtigung der jeweiligen Ursachen führt dann zu der oben beschriebenen Behandlung.

Die erwähnten Maßnahmen reichen aus, um mit allen sogenannten Erkältungskrankheiten im akuten und chronischen Stadium fertigzuwerden, so daß sich die Besprechung der einzelnen Krankheiten und Erscheinungsformen erübrigt. Lediglich zu zwei Sonderformen sei noch besonders Stellung genommen: zu den Nebenhöhlenerkrankungen der Nase und zu den Erkrankungen der Mandeln.

Die Erkrankungen der Nasennebenhöhlen

“Schnupfen” hat man nicht mehr

Wie bereits vermerkt, findet man nur noch selten Menschen, die zum Husten noch “Husten” sagen – man ist entweder “erkältet” oder hat “seine Bronchitis”. Entsprechend sagt man heute statt “Schnupfen” oder “Kieferhöhlenentzündung” eben auch “Erkältung”. Ich erlebe es häufig in der Sprechstunde, daß der Kranke etwas beleidigt reagiert, wenn ich seinen Nasenkatarrh als Schnupfen bezeichne. Er wehrt sich gegen die Bezeichnung “Schnupfen” wahrscheinlich, um damit anzudeuten, daß er wegen eines gewöhnlichen Schnupfens doch nicht gewagt hätte, den Arzt zu belästigen; aber da es sich um eine “Erkältung” handelt, fühlt er sich dazu eher berechtigt. Ähnliche Motive mögen auch im Hintergrund eine Rolle spielen, wenn der Spezialist nie einen “chronischen Schnupfen” oder “Nasenkatarrh” behandelt, sondern immer “Kieferhöhlen-” oder “Stirnhöhlenentzündungen”. Diese Bezeichnungen empfindet der Kranke nicht als herabsetzend, sondern er sieht darin die Bestätigung, daß eine Erkrankung vorliegt, die örtlicher Spezialbehandlung bedarf.

Der Kranke selbst kann nicht wissen, daß es sich hier nur um Unterschiede in der Krankheitsbezeichnung handelt und im wesentlichen zwischen "Schnupfen" bzw. "Nasenkatarrh" und "Kiefer-" bzw. "Stirnhöhlenentzündung" keinerlei Unterschied besteht. Eine kurze Orientierung über den Bau und die Funktion der Nase macht dies rasch klar.

Kieferhöhlen und Stirnhöhle sind Teile der Nase – sie beteiligen sich an jedem Katarrh

In der kurzen Zeit der Einatmung hat die Schleimhaut der Nase die Aufgabe, die Luft anzuwärmen, zu befeuchten und zu reinigen. Zur Erfüllung der Aufgabe, die Luft mit möglichst viel Schleimhaut in Berührung zu bringen, dienen je drei Muscheln, die den Rippen einer Zentralheizung vergleichbar sind. Diese Konstruktion führt zu einer erheblichen Vergrößerung der Schleimhautoberfläche. Dadurch werden drei Nasengänge gebildet, die durch die senkrecht stehende Scheidewand getrennt sind. Von dem mittleren Nasengang aus gelangt man in die verschiedenen Nebenhöhlen, seitlich in die Kieferhöhle, nach hinten in die Siebbeinzellen und nach oben in die Stirnhöhle. Diese Nebenhöhlen sind also ein Teil der Nase und nehmen an jedem Nasenkatarrh teil.

Die Entzündung macht nicht an irgendeiner Stelle halt und richtet sich nicht nach den menschlichen Einteilungen, die vorwiegend der besseren Verständigung dienen. Ein tüchtiger Schnupfen ist also stets eine Schleimhautentzündung, bei der alle Teile der Nase, also auch die Nebenhöhlen beteiligt sind. Es ist eine irrige Vorstellung des Kranken, wenn er meint, daß bei einer Kieferhöhlenentzündung die ganze Nase gesund sei, nur die Kieferhöhle sei isoliert krank. Ebenso ist es selten, daß der Katarrh nur auf die Nase beschränkt bleibt, meist ist auch der Rachenraum hinter der Nase beteiligt; oft nimmt die Entzündung sogar von hier ihren Ausgang. Und ebenso häufig steigt der Katarrh in den Kehlkopf und in die Luftröhre hinunter, die Stimme wird rauh, und Husten stellt sich ein. Man spricht deshalb auch vom Katarrh der oberen Luftwege.

Wer diese Zusammenhänge kennt, wird verstehen, daß eine isolierte örtliche Behandlung der einzelnen Höhlen durch Spülungen die Grundkrankheit nicht wesentlich zu beeinflussen vermag. Eine Ganzheitsbehandlung, wie sie oben beschrieben ist, ist nicht nur sinnvoller und erfolgreicher, sondern auch wesentlich angenehmer.

Örtliche Behandlungen der Nasenkrankheiten sind nachteilig

Überhaupt sind alle rein örtlichen Behandlungen der Nasenschleimhaut nachteilig. Dies gilt ganz besonders von den zahlreichen Nasentropfen und Sprays, die die Schleimhaut vorübergehend zur Abschwellung bringen. Da die verstopfte Nase nach diesen Mitteln sofort durchgängig wird, empfindet der Kranke dies als eine Erleichterung und meint, dieses Mittel helfe ihm gut. In Wirklichkeit schwillt nach kurzer Zeit als Reaktion die Schleimhaut in vermehrtem Maße wieder an. Da der Kranke die Erleichterung durch das Mittel erfahren hat, greift er sofort wieder dazu, was bewirkt, daß er ohne das Mittel gar nicht mehr auskommt: Sowie er es nicht anwendet, sitzt die Nase zu.

Auf diese Weise plagen sich zahllose Kranke über lange Zeiträume mit diesem Übel ab. Ursprünglich hatten sie nur einen frischen Schnupfen, wollten ihn besonders schnell beseitigt haben und kommen nun durch die Tropfen, von denen sie meinen, daß sie helfen, nicht mehr von ihrer Nasenverstopfung los. Der einzig hilfreiche Rat, die schleimhautabschwellenden Mittel wegzulassen, wird immer vom Kranken mit der Bemerkung entkräftet, das habe er schon versucht, aber dann bekomme er ja überhaupt keine Luft mehr.

Hier hilft nur eine eingehende Erklärung der Zusammenhänge, so daß der Kranke bereit ist, die kurze Übergangszeit nach dem Weglassen der Nasentropfen durchzuhalten, um die Kette ohne Ende zu durchbrechen. Mit der Unterstützung von Wechselunterschenkelbädern, homöopathischen Arzneien und evtl. vorübergehender örtlicher Behandlung mit Nebennierenrindenhormontropfen ist der Spuk rasch überwunden.

Im Hinblick auf die zahllosen Präparate, mit denen der Markt heute überschwemmt wird, und angesichts der zahllosen Kranken, die auf den Unfug einer solchen Behandlung hereinfallen, erscheint ein Hinweis auf diese Zusammenhänge dringend nötig.

Die Erkrankungen der Mandeln

Ein nicht weniger heikles Kapitel sind die Mandeln, von denen man heute den Eindruck gewinnt, als habe sie der Schöpfer nur gemacht, damit der Mensch sie herausschneidet. Dieser um sich greifenden Unsitte, möglichst allen Menschen die Mandeln herauszunehmen, kann nur durch eine entsprechende Aufklärung über die wahren Aufgaben der Mandeln begegnet werden.

Die Mandeln haben wichtige Aufgaben

Die Mandeln bestehen aus Lymphgewebe und sind ein Teil des Lymphsystems, das über den ganzen Körper verteilt ist. Dazu gehören die Lymphknoten, die Milz und die Lymphgefäße. Aber auch die Schleimhaut des Rachens und des Dünndarms ist mit Lymphfollikeln, mikroskopisch feinen Anhäufungen von Lymphgewebe, durchsetzt. Im Wurmfortsatz, der Mandel des Darmes, sind sie besonders angehäuft. Die Lymphknoten werden vom Laien meist in unrichtiger Weise als Lymphdrüsen oder einfach als Drüsen bezeichnet. Die Lymphknoten sind aber keine Drüsen, da sie keine Säfte in einen

Ausführungsgang (äußere Drüsen) oder ins Blut (innere Drüsen) abgeben.

Die Mandeln sowie die Lymphknoten, in denen Lymphzellen gebildet werden, könnte man als örtliche Polizeistationen bezeichnen, die sofort in Aktion treten, wenn Gefahr droht. Sie sorgen wie eine Art Schutzfilter dafür, daß eine Infektion örtlich beschränkt bleibt. Sie haben also wichtige Abwehrfunktionen.

Jedes Körpergebiet hat seine zugehörigen Lymphknoten. Für den Arm und die äußere Brust z.B. liegen die Lymphknoten in der Achselhöhle, für das Bein in der Leistenbeuge und für die Lungen an der Lungenwurzel (die sog. Hilusdrüsen); im Bauchraum finden wir sie eingelagert in das Gekröse. Das Lymphgewebe für den Mund- und Rachenbereich wird dargestellt durch die Gaumenmandeln, die Lymphknoten am Kieferwinkel und die oben genannten Lymphfollikel in der Schleimhaut des Rachens; die Lymphe aus dem Nasenbereich fließt über die Rachenmandel ab.

Keine operative Entfernung der großen Mandeln

Nehmen wir an, ein Mensch habe eine Eiterung am Fuß, die keinen genügenden Abfluß hätte, und als Abwehrhilfe würden die Lymphknoten in der Leistenbeuge anschwellen. Wer würde es als sinnvoll ansehen, diese Abwehrstationen durch Operation zu beseitigen?

Wenn in einer Großstadt in einem bestimmten Viertel Verbrecher ihr Unwesen treiben und dabei Polizisten verletzt werden, kommt dann jemand auf die Idee, als Abhilfe die Polizeistation zu schließen? Man würde doch eher für eine Verstärkung der Polizei sorgen. Wenn aber Mandeln sich immer wieder entzünden als Zeichen, daß in dieser Gegend vermehrte Abwehr gegen Infekte geleistet werden muß, dann werden sie in wenig sinnvoller Weise durch Operation beseitigt.

Die Erhaltung dieses wichtigen Abwehrorgans ist aus mehrfachen Gründen nötig. Mit den Mandeln würde zugleich ein wichtiges Warnsignal entfernt. Fehlt das Warnsignal, kann der Mensch scheinbar ungestraft die Fehler in der Lebensführung fortsetzen, die später zu anderen Krankheiten führen, die bei Beachtung des Warnsignals und Abstellung der Ursachen vermeidbar gewesen wären. Die Mandeloperation zwingt also den Kranken nicht zur Aufsuchung seiner Fehler und verhindert so eine ursächliche Behandlung.

Viele Kranke, die keine Mandeln mehr haben, bekommen nun leichter absteigende Katarrhe der Luftwege, da der Wächter fehlt.
Die Entfernung großer Mandeln ist aber noch

aus einem anderen Grund unnötig. Die Vergrößerung ist lediglich eine Reaktionsweise des Kindes. Beim Erwachsenen gibt es praktisch keine zu großen Mandeln, aber nicht deshalb, weil sie alle in der Kindheit weggenommen wurden, sondern weil im Erwachsenenalter die Lymphorgane nicht mehr die Bedeutung haben wie in der Kindheit. Dies ist schon daran zu erkennen, daß das Kind im Blutbild normalerweise eine wesentlich höhere Zahl von Lymphzellen hat als der Erwachsene und daß mit zunehmendem Alter diese Zahl zurückgeht. Die Reaktion mit Lymphknotenvergrößerungen ist also eine spezifisch jugendliche Erscheinung, und schon deshalb ist die Beantwortung dieser Reaktion mit einer operativen Entfernung unbiologisch.

Es ist zu begrüßen, daß die früher vielgeübte Kappung der Mandeln bei Kindern immer mehr aufgegeben wird. Die durch den Schnitt mitten durch die Mandeln entstehenden Narben können später zu Sekretstauungen und Entzündungen führen. In diesen Fällen ist eine vollständige operative Entfernung dieser Narbenstümpfe notwendig; es wäre wenig sinnvoll, diese narbigen und funktionsuntüchtigen Gebilde erhalten zu wollen.

Auch bei häufigen Entzündungen sollen die Mandeln nicht operativ entfernt werden

Im Erwachsenenalter werden die Mandeln sehr häufig nicht deshalb entfernt, weil sie zu groß sind, sondern weil sie als Herd für andere Krankheiten angesehen werden. Da sich in vielen Fällen nach der Mandelentfernung herausstellt, daß die Krankheit unbeeinflußt geblieben oder gar schlimmer geworden ist (daß also die Mandeln gar nicht in ursächlichem Zusammenhang mit der Erkrankung standen), ist es nötig, daß auch in bezug auf das "Herdproblem" – wenn es auch ein heikles Thema ist – das nötige Wissen vermittelt wird.

Hier ist zunächst die Verwechslung von Mandeleiterung und eitriger Mandelentzündung wesentlich. Eine eitrige Entzündung ist eine schwere Form der Entzündung, man denke an eine eitrige Lungenentzündung, die auch heute noch eine tödliche Erkrankung sein kann; auch eine eitrige Rippenfellentzündung ist eine schwere Erkrankung; ein Furunkel und Karbunkel, eine eitrige Zellgewebsentzündung usw. sind jedenfalls Erkrankungen, die niemals unbemerkt und ohne erhebliche Beschwerden verlaufen. Dasselbe gilt auch von einer eitrigen Mandelentzündung. Auch sie verläuft niemals ohne Schmerzen, Entzündungserscheinungen und Fieber. Wenn also

Kranken zur operativen Entfernung der Mandeln geraten wird, weil diese "chronisch total vereitert" seien, obwohl die Betreffenden in ihrem Leben an den Mandeln keinerlei Beschwerden hatten, so muß es sich notwendigerweise um etwas ganz anderes als um eine echte Eiterung handeln.

Um das hier angesprochene Problem verständlich zu machen, muß man wissen, daß die Gaumenmandeln normalerweise zur Vergrößerung der Oberfläche Buchten haben, die mit Epithel (Schleimhaut) ausgekleidet sind; darunter liegen die Lymphfollikel. Wenn sich dieses oberflächliche Epithel, das sich laufend abstößt und erneuert, in den Buchten etwas ansammelt und es zur Zersetzung durch Bakterien und Speichel kommt, dann kann man durch Druck auf die Mandeln dieses Epithel ausquetschen; manchmal ist es in Pfropfenform zusammengeballt.

Diese Absonderung wird nun oft fälschlicherweise als Eiter bezeichnet und zum Anlaß genommen, zur Mandeloperation zu raten, da die Mandeln "total vereitert" seien. Dieser Befund braucht nicht notwendigerweise krankhaft zu sein, vor allem ist er keinerlei Anlaß zur Operation.

Die Furcht, dieser "Eiter" könnte "ins Blut gehen", ist ebenfalls unberechtigt. Es ist vielmehr durch mehrfache Versuche nachgewiesen, daß die Mandeln ein Ausscheidungsorgan sind. Wenn man z.B. Tusche unter die Schleimhaut der Mundhöhle spritzt, findet man nach kurzer Zeit mikroskopische Tuschepartikelchen in dem Absaugesaft der Mandeln. Oder wenn Diphtheriebazillen in die Blutbahn gelangt sind, werden sie über die Mandeln ausgeschieden, die bei dieser Tätigkeit erkranken können.

Aus demselben Grunde ist es auch nachteilig, die Mandeln operativ zu entfernen, solange noch tote Zähne, bei denen keine Schmerzkontrolle mehr besteht, in der Mundhöhle vorhanden sind. Solange die Mandeln als Filterstation zwischen die Zahnherde und den Körper geschaltet sind, ist die Gefahr einer von den Zähnen ausgehenden Infektion geringer als nach operativer Mandelentfernung. Daraus ist abzuleiten, daß vor jeder Mandeloperation unbedingt die toten Zähne zu entfernen sind; andernfalls sollte die Operation nicht vorgenommen werden.

Mandeln und Zähne als Störungsfelder

Auch die Vorstellung, daß von den kranken Mandeln Bakterien in den Körper gestreut werden, ist in dieser Form nicht haltbar. Vielmehr haben Beobachtungen Hunekes zu einer Revision dieser einfachen mechanischen Erklärung geführt. Die manchmal schlagartig auftretende

Schmerzfreiheit z.B. eines kranken Gelenkes nach Einspritzung einer örtlich betäubenden Arznei (Impletol oder Novocain) an die Mandelpole oder an kranke Zähne (sogenanntes Sekundenphänomen), kann nur durch nervale Zusammenhänge und nicht durch mechanische Streuung von einem "Herd" aus erklärt werden. Deshalb ist es besser, nicht mehr von Herden, sondern von Störungsfeldern zu sprechen.

Tatsächlich können die Mandeln ein solches Störungsfeld sein, was in einfacher Weise durch den erwähnten Impletol-Test nach Huneke nachweisbar ist. Erst wenn dieser Test dafür spricht, daß die Mandeln als Störungsfeld in Frage kommen, wäre eine operative Entfernung der Mandeln zu erwägen. Da aber die Narben nach der Operation ebenso häufig ein nervales Störungsfeld darstellen, worauf das Sekundenphänomen hinweist, ist die Operation auch in diesen Fällen mehr als problematisch.

Auf alle Fälle ist unbedingt zu raten, vor einem operativen Eingriff eine biologische Ganzheitsbehandlung im besprochenen Sinne durchzuführen. So selten die Mandeln ein Herd bzw. Störungsfeld sind, so häufig kommen dafür wurzelbehandelte bzw. devitalisierte (tote) Zähne in Frage. Der häufig angestellte Vergleich zwischen Zähnen und Mandeln als Herde ist nicht statthaft, da es sich bei den Zahnherden um künstliche, durch die Wurzelbehandlung gesetzte Veränderungen handelt, während dies bei den Mandeln nicht der Fall ist, es sei denn, sie wurden in der Jugend gekappt. Außerdem ist der tote Zahn durch eine Füllung verschlossen, so daß zurückgebliebenen und sich vermehrenden Erregern tatsächlich nur der Weg in den Körper bleibt, während bei den Mandeln die Verhältnisse völlig anders liegen. Sie sind nicht mechanisch verschlossen, sondern können ihre Absonderungen nach außen, d.h. in die Mundhöhle abgeben.

Keine operative Entfernung der Mandeln als Verlegenheitsmaßnahme

Noch fraglicher ist die Anzeige zur Operation, wenn es sich um eine noch ungeklärte Krankheit handelt und nur deshalb angenommen wird, daß vielleicht die Mandeln schuld sein könnten, weil bisher jede Behandlung erfolglos war und die Ursache für die Hartnäckigkeit der Beschwerden nicht gefunden wurde. Diese Mandeloperationen, die als Verlegenheitsbehandlung leider nicht selten vorgenommen werden, bringen nie einen Erfolg, haben aber den Nachteil, daß die Ursachen der Erkrankung bei diesem Vorgehen unberücksichtigt und für den Organismus weiterhin wirksam bleiben. In diesen Fällen liegen fast immer ernährungs- oder lebensbedingte Störungen vor, wie sie in Band 1 und 2 dieser Buchreihe beschrieben werden.

Schließlich muß es noch zu denken geben, daß zu einer Zeit, wo es noch keine Spezialisten für die Mandeloperation gab, die rheumatischen Erkrankungen, die häufig mit den Mandeln in Verbindung gebracht werden, viel seltener waren und daß sie heute trotz der zahlreichen Mandelentfernungen immer häufiger werden.

Bei strenger Indikationsstellung bleibt schließlich nur eine sehr kleine Zahl von Kranken übrig, bei denen eine Besserung nur durch eine Mandeloperation möglich ist. Für diese gilt dann in übertragenem Sinne der Ausspruch Lickints, der besagt, daß jede chronische Krankheit verdächtig sei auf unterlassene Vorbeugung: Denn bei systematisch durchgeführter Prophylaxe und Ganzheitsbehandlung im obigen Sinne ist eine Mandeloperation praktisch immer zu vermeiden.

Die ständige Wiederkehr von Mandelentzündungen ist mit Sicherheit verhütbar

Schließlich ist die operative Mandelentfernung als Behandlung häufig wiederkehrender Mandelentzündungen schon deshalb abzulehnen, da es eine absolut sichere Methode gibt,

Rückfälle zu verhüten: Die Behandlung besteht in genau denselben Maßnahmen, wie sie oben zur Prophylaxe der Erkältlichkeit beschrieben wurden. Nur ein Punkt ist zur Verhütung der Mandelentzündung noch zusätzlich zu beachten: Für Kinder gilt, daß neben der Einhaltung der gegebenen Ernährungsvorschriften der Genuß von Milch einzustellen ist.

Strenge Vermeidung der Milch bei großen Mandeln lymphatischer Kinder

Die Vermeidung der Milch ist auch die sicherste und wichtigste Behandlungsmaßnahme bei vergrößerten Mandeln. Häufig genügt allein schon der Entzug der Milch, um selbst bei übermäßig großen Mandeln innerhalb eines Jahres Zurückbildung auf normale Größe zu erreichen.

Natürlich stößt auch dieser ungewöhnliche, aber erfolgreiche Rat auf Widerspruch, da er nicht den üblichen Gepflogenheiten entspricht.

Allerdings antwortet nur ein Teil der Kinder auf den Genuß von Kuhmilch mit einer Vergrößerung der Mandeln und Neigung zu Lymphknotenentzündungen. Wir bezeichnen diese als **lymphatische Kinder** und ihre Reaktionsweise als **Lymphatismus.** Dieser ist außer den Lymphknotenschwellungen durch Neigung zu “Erkältungen”, d.h. entzündlichen katarrhalischen Erkrankungen der oberen Luftwege, gekennzeichnet.

Meist sind die betroffenen Kinder etwas blaß und gedunsen, der Appetit ist gering, das Temperament meist träge und schwerfällig. Es gibt aber auch magere, erethische (krankhaft reizbare) Typen, die auf den Milchentzug nicht so prompt reagieren. Man kann den manchmal schlagartig einsetzenden Behandlungserfolg durch Entzug der Kuhmilch am einfachsten damit erklären, daß die lymphatischen Kinder mit einem starken Angebot von artfremdem Eiweiß nicht fertigwerden.

Der hohe Prozentsatz von allergischen Reaktionen beim Lymphatismus spricht ebenfalls in diesem Sinne. Man bedenke, daß die angemessene Nahrung für jedes Säugetier im Säuglingsstadium die arteigene Muttermilch ist und daß kein im Freien lebendes Säugetier in seiner Säuglingszeit jemals eine andere Nahrung bekommt als die arteigene Milch.

Nur beim Menschen ist es von Jahrzehnt zu Jahrzehnt mehr üblich geworden, dem Säugling keine Menschen-, sondern Tiermilch, also Milch einer anderen Art, zu verabreichen. Dementsprechend mehren sich die lymphatischen Krankheitserscheinungen, was vor allem in einer Steigerung der Infektanfälligkeit im Kindesalter zum Ausdruck kommt.

Da das Nachteilige des Milchgenusses vor allem mit der Zufuhr von artfremdem Eiweiß in Zusammenhang steht, gilt das für die Milch Ausgeführte auch für Quark und Käse, da diese ja den Eiweißanteil der Milch darstellen. Würde das Kind anstelle der Milch täglich 1/2 Pfund Quark essen, wäre der Vorteil des Milchentzuges illusorisch. Eine Einschränkung der Butter ist natürlich nicht nötig, da sie ja den Fettanteil der Milch darstellt. Sie ist für die Entstehung des Lymphatismus ohne Belang.

Nach Beendigung der Stillzeit frißt jeder junge Säuger die jeweilige Nahrung des erwachsenen Tieres dieser Gattung; so frißt das Löwenjunge dasselbe wie der erwachsene Löwe. Nur der Säuger Mensch wechselt bei der Abstillung von der Brust der Mutter zur Milch einer Tierart über, anstatt auf eine gesunde Erwachsenenernährung überzugehen. Die Vorstellung, daß ein Kind, welches abgestillt wird, unbedingt statt der Menschenmilch nun Kuhmilch erhalten müsse, um gedeihen zu können, ist so festgewurzelt, daß die Aufzucht eines Menschenkindes nach der Säuglingszeit ohne Kuhmilch überhaupt nicht in Erwägung gezogen wird.

Auf die Säugetiere übertragen, würde dies bedeuten, daß z.B. ein junges Reh nicht gedeihen dürfte, wenn es nicht außer seiner üblichen Nahrung Milch einer anderen Gattung, z.B. von einer Eselin, bekäme. In Wirklichkeit gedeiht ein kleines Reh ohne Zugabe artfremder Milch in bestmöglicher Weise. Und dasselbe läßt sich auch beim Menschen nachweisen.

Ein Kleinkind, das nach der Abstillung von der Brust kuhmilchfrei mit einer biologisch vollwertigen Erwachsenenkost ernährt wird, gedeiht ausgezeichnet und zeigt keine lymphatischen Erscheinungen. Andererseits stellt das Stillen an der Mutterbrust eine gute Prophylaxe gegen Lymphatismus dar, wenn die Vorteile nicht durch reichliche Kuhmilchgaben in der späteren Kindheit zunichte gemacht werden.

Die Einschränkung der Kuhmilch begegnet oft folgender Schwierigkeit: Ein Kind, das viel Milch trinkt, bekommt Durst. Wird dieser wiederum mit Milch gestillt, so entsteht eine Kette ohne Ende, die es zu durchbrechen gilt. Dies geschieht auf einfache Weise dadurch, daß die Milch vorübergehend durch ungekochtes klares Wasser (dies gilt auch für das "schlechte" Wasser mancher Großstädte) ersetzt wird. Der unnatürliche Durst hört dann rasch auf, und der Teufelskreis ist unterbrochen. Übermäßiger Durst kann auch durch Genuß süßer Speisen und Trinken von Obstsäften (s. S. 39) unterhalten werden. Deren Vermeidung ist daher ebenfalls notwendig.

Einschränkung der Milch hat noch andere Vorteile

Das Weglassen der Kuhmilch führt beim lymphatischen Kind nicht nur zum Rückgang der vergrößerten Mandeln und Lymphknoten und zur Verringerung der Infektanfälligkeit, sondern es bringt auch einen besseren Appetit. Auch in dieser Hinsicht ist die Kuhmilch an der Entwicklung einer Kette ohne Ende beteiligt: Die Milch erzeugt nicht nur Durst, sondern auch Appetitlosigkeit. Viele Mütter sind froh, wenn das Kind, das wenig ißt, wenigstens Milch trinkt. Sie vermuten nicht, daß es gerade die viele Milch ist, welche die Appetitlosigkeit erzeugt und unterhält. Deshalb ist der Hinweis wichtig, daß die Milch kein Getränk im engeren Sinne ist, sondern ein flüssiges Nahrungsmittel. Daß dieser Unterschied und seine praktische Bedeutung nicht bekannt sind, zeigt sich deutlich an der Frage der Mutter, was sie denn anstelle der Milch ihrem Kind zu trinken geben soll. Sie fragt nicht, was sie ihm dafür zu essen geben soll. Die Milch kann demnach nicht durch Getränke, sondern nur durch andere wertvolle Nahrungsmittel, am besten pflanzlicher Herkunft, ersetzt werden. Echte Getränke, die den Durst löschen können, sind nur Wasser und Tee. Daß auch Obstsäfte flüssige Nahrungsmittel und keine echten Getränke sind, ist in Band 1 dieser Buchreihe*) dargestellt.

Wer Sorge hat, daß bei Weglassen der Kuhmilch der Eiweißbedarf nicht gedeckt werde, sei ebenfalls auf die Ausführungen über die Eiweißfrage in Band 1 dieser Buchreihe verwiesen.

Zugleich mit der Besserung des Appetits durch die Kuhmilcheinschränkung macht sich auch eine Wandlung der Stimmungslage bemerkbar: Das Kind wird frischer, aufgeschlossener und verliert sein oft verdrießliches und lustloses Wesen; auch die Körperform und das Aussehen ändern sich, indem das etwas gedunsene Gewebe verschwindet und die Haut besser durchblutet erscheint.

Häufig wird die Frage gestellt, ob die Milch und die eiweißhaltigen Milchprodukte wie Quark und Käse vollständig wegzulassen bzw. bis zu welchem Maße sie einzuschränken seien. Der Grad der Einschränkung ist natürlich abhängig von der Schwere der Erkrankung, von dem Bereitschaftsgrad zur Gesundung und von der Zusammensetzung der übrigen Nahrung. Je ausgeprägter der Krankheitsbefund, um so stren-

---

*) "Unsere Nahrung – unser Schicksal, Die ernährungsbedingten Zivilisationskrankheiten". bioverlag gesundleben, 8959 Hopferau

ger ist die Einschränkung durchzuführen. Bei völligem Milchentzug ist der Erfolg entsprechend besser. Ist der krankhafte Befund nicht stark ausgeprägt, so ist auch ein völliger Milchentzug unnötig; milde Maßnahmen sind dann ausreichend.

Die geschilderten Ernährungsmaßnahmen sind die Basis der Behandlung und genügen in den meisten Fällen, um die Rückbildung der vergrößerten Mandeln zu erreichen.

Homöopathische Arzneien stellen auch hier eine hervorragende zusätzliche Behandlung dar.

Die akute Mandelentzündung

Um häufige Rückfälle von Mandelentzündungen zu verhüten, ist es, wie bereits beschrieben, nötig, **eine** Mandelentzündung ohne Sulfonamide und ohne Antibiotika zu behandeln, damit der Organismus selbst Abwehrstoffe bildet. Auch hier ist homöopathische Arzneibehandlung am hilfreichsten; sie kann sinnvoll unterstützt werden durch andere natürliche Heilmaßnahmen.

Bei Fieber ist Nahrungsenthaltung bzw. Saftfasten angezeigt, bis der Appetit wiederkommt, dazu mehrere kalte Kneippsche Waschungen und Wickel.

Bei der Halsentzündung ist allerdings der Halswickel die schlechteste Maßnahme und

nicht zu empfehlen. Denn die Grundforderung eines Wickels, oberhalb und unterhalb des eigentlichen kalt angelegten Wickels mindestens fünf Zentimeter trockene Bedeckung zu haben, kann beim Halswickel schlecht erfüllt werden; zudem ist seine Einwirkungsfläche gering.
Viel besser und das Mittel der Wahl ist der Halb- oder Dreiviertelwickel, der unter der Achselhöhle unter Freilassung der Arme beginnt und bis zur Leiste bzw. den Knien reicht. Die Füße müssen warm sein, also evtl. mit Wärmflasche angewärmt werden.

Wird nach Abklingen des akuten Infektes die Vorbeugungsbehandlung in oben beschriebener Weise durchgeführt, so wird nicht ein einziger Fall übrigbleiben, der eine operative Entfernung der Mandeln nötig macht.

Das Wesentliche kurz zusammengefaßt

Der Begriff "Erkältung" ist irreführend. Es handelt sich bei den Katarrhen der Schleimhäute nicht um Erkrankungen, die durch Kälteeinwirkung entstehen. Vielmehr liegen die Ursachen der Schleimhautentzündungen (Katarrhe) und der Bakterien- und Virusinfekte in einer Schwäche der Abwehrkräfte des Organismus. Diese mangelhafte Infektabwehr ist ihrerseits durch mehrere Faktoren bedingt: durch Vitalstoffmangel der üblichen Zivilisationskost, durch belastende Lebenssituationen, durch falsche Bekleidung, die zu Wärmestauung führt, und durch fehlendes Hauttraining. Die falsche Vorstellung, die Infekte seien durch Kälte verursacht, führt zu einer Außerachtlassung der eigentlichen Ursachen.

So konnte es kommen, daß trotz der großen Erfolge der medizinischen Wissenschaft in der Bekämpfung der Infektionskrankheiten die sogenannten Erkältungen, nicht minder falsch auch oft "Grippe" genannt, unbeeinflußt blieben.

Da ein wesentlicher Teil der Ursachen in der fehlerhaften Ernährung liegt, kann die Infektanfälligkeit der zivilisierten Menschen auch zu den ernährungsbedingten Zivilisationsschäden gerechnet werden. Dies erklärt, weshalb auch die Häufigkeit dieser Krankheitsgruppe – parallel zu den anderen Zivilisationskrankheiten – in den letzten Jahrzehnten erheblich zugenommen hat.

Da die Schleimhautkatarrhe, die zwar wenig gefährlich, aber doch sehr lästig sind, die Neigung haben, häufig wiederzukehren, erscheinen Maßnahmen zu deren Verhütung wichtiger als die Behandlung der bereits aufgetretenen Krankheit.

Die Verhütung wird erreicht durch eine Steigerung der Infektabwehr. Dabei liegt der wichtigste Faktor in der Durchführung einer vitalstoffreichen Vollwertkost.

Diese ist gekennzeichnet durch Vermeidung von

1. Fabrikzucker,
2. Auszugsmehlprodukten und
3. Fabrikfetten.

Notwendig ist der Verzehr von

1. Vollkornbroten,
2. Frischkorngerichten,
3. Frischkost und
4. naturbelassenen Fetten.

Oft ist die Erkrankung ein Hinweis darauf, daß es nötig ist, Lebensverhältnisse zu ändern, die zu seelischen Belastungen und damit zur Schwächung der Widerstandskraft geführt haben. Meist fehlt dem Kranken diese Erkenntnis, so daß sie ihm erst durch Beratung vermittelt werden muß. Der zu "Erkältungen" Neigende, der sich gewöhnlich zu warm anzieht und zu warme Räume bevorzugt, muß durch Kennenlernen der wirklichen Ursachen von seinem falschen Verhalten abgebracht werden. Denn Schwitzen infolge Wärmestauung führt leicht zu Schleimhautkatarrhen, also gerade zu dem, was der Anfällige vermeiden möchte.

Jeden Tag soll die Haut einem kurzen Kaltreiz ausgesetzt werden. Dies kann geschehen durch eine Kneippsche Waschung, ein Luftbad, ein Wechselunterschenkelbad oder einen Kneippschen Guß. Sauna und Sonnenbäder sind hervorragende Unterstützungen.

Alle diese Maßnahmen, gleichzeitig über längere Zeiträume durchgeführt, geben die Garantie, daß die Kette immer wiederkehrender Infekte ein Ende findet.

Der Infekt selbst erfordert, wenn Fieber vorhanden ist, Bettruhe, bei fehlendem Appetit Nahrungsenthaltung. Nach Wiederkehr des Appetits Vollwertkost in der beschriebenen Form.

Antibiotika und Sulfonamide sind bei "Erkältungen" wirkungslos; bei Mandelentzündungen haben sie den Nachteil, daß sie Rückfälle hervorrufen, da der Körper selbst keine Abwehrstoffe gegen die Erreger erzeugt. Deshalb ist diese Medikamentengruppe bei immer wiederkehrenden Infekten besonders streng zu meiden. Einmal muß die Entzündung vom Körper selbst überwunden werden.

Homöopathische Arzneien, Schwitzpackungen, Waschungen und Einläufe, wie sie im Naturheilverfahren üblich sind, können sinnvoll die Heilungstendenzen und Eigenkräfte des Organismus unterstützen. Nach einem auf diese Weise überstandenen Infekt wird außerdem das Wohlbefinden rascher wieder erreicht als nach chemo-therapeutischer Behandlung.

Dies sind die Methoden, mit denen auch chronische Kiefer- und Stirnhöhlenentzündungen zur Abheilung gebracht werden können, ohne daß die lästigen Spülungen bzw. verstümmelnde operative Eingriffe nötig sind. Bei Nichtoperierten ist immer die Möglichkeit völliger Ausheilung gegeben, während dies bei anatomischen Verhältnissen, die durch Operation verändert sind, oft nicht mehr der Fall ist. Selbst die Erzielung von Beschwerdefreiheit ist wegen der Narbenbildung in Frage gestellt.

Bei großen Mandeln lymphatischer Kinder ist neben der Einhaltung einer biologisch vollwertigen Kost zusätzlich eine strenge Vermeidung der Milch und der eiweißhaltigen Milchprodukte (Quark, Käse), evtl. auch von Fleisch, Eiern und Wurst notwendig. Dann bilden sich die Schwellungen der Lymphorgane allmählich zurück.

Diese Empfehlung wirkt sich auch bei häufig wiederkehrenden Mandelentzündungen vorteilhaft aus. Die operative Entfernung der Mandeln, die wichtige Aufgaben der Entgiftung zu erfüllen haben, ist dann in jedem Fall unnötig.

Die Nachteile der Operation sind mehrfacher Art: Sie läßt die Ursachen der Mandelerkrankung unberücksichtigt; die Schädlichkeiten üben daher ihre nachteiligen Wirkungen weiterhin aus, wenn dies auch an den Mandeln nicht mehr erkannt werden kann. Neigung zu Katarrhen an anderer Stelle ist oft die Folge. Mandelnarben können zu Störungsfeldern werden. Tote Zähne bedeuten eine erhöhte Streugefahr, wenn das Filter der Gaumenmandel fehlt.

Wenn man bedenkt, wie viele Menschen im Laufe ihres Lebens mehr oder weniger häufig von den Unpäßlichkeiten durch Infekte geplagt und dazu wirtschaftlich geschädigt werden, dann ist zu ermessen, was es bedeutet, daß mit den geschilderten Maßnahmen ein Weg gezeigt wird, wie jedermann mit Sicherheit von Infekten, “Erkältungen” und “Grippe” frei bleiben kann, gegen die es bisher kein sicheres Vorbeugungsmittel zu geben schien. Nun, lieber Leser, liegt es an Ihnen, die Chance zu ergreifen und diesen Weg zu gehen!

Rezeptvorschläge

von

Ilse Gutjahr

Allgemeine Hinweise

Als **Öle** sollten grundsätzlich nur Öle der Erstpressung (kaltgepreßte) verwendet werden. Wichtig ist der Zusatz "garantiert nicht raffiniert" oder "naturbelassen" auf dem Etikett. Für die meisten Salate ist ein neutral schmeckendes Öl genannt. Neutral schmeckend sind z.B. Sonnenblumenöl, Maiskeimöl. Frisches Leinöl hat einen nußartigen Geschmack und darf auf keinen Fall bitter schmecken - dann ist es alt, oder der Leinsamen wurde vorbehandelt. Die Öle werden öfter gewechselt, um auch dabei den unterschiedlichen Gehalt an Vitalstoffen von möglichst vielen Sorten auszunutzen.

Vitamin A und Mohrrüben. Immer wieder wird die Auffassung vertreten, Mohrrüben müßten mit Fett angerichtet werden, damit das Provitamin A in Vitamin A umgewandelt werden kann. Die Umwandlung erfolgt nicht auf dem Teller, sondern in unserem Körper. Es spielt keine Rolle, zu welchem Zeitpunkt Fett gegessen wird. Wichtig ist, daß überhaupt naturbelassene Fette verzehrt werden. Also: Wenn Sie Appetit darauf haben, kann die Mohrrübe pur geknabbert werden.

Kochsalz wird im Frischkostanteil der Speisen möglichst gar nicht verwendet. Es ist kein Gewürz. Als für den Organismus notwendiges Mineralsalz ist es in den Lebensmitteln in ausreichender Menge enthalten. Den gekochten Speisen kann etwas Vollmeersalz oder Kräutersalz zugegeben werden.

Das **Waschen** der Gemüsesorten ist kein Einweichen, sondern wird am besten ganz kurz unter fließendem Wasser vorgenommen. Das Gemüse wird vor dem Zerkleinern gewaschen.

Schälen von Obst und Gemüse entfernt keine Schadstoffe, sondern wichtige Vitalstoffe. Nur bei wenigen Sorten ist die Schale ungenießbar. Also Gurke, Mohrrübe, Apfel, Rettich usw. immer mit Schale verzehren, denn die in der Schale enthaltenen Wirkstoffe benötigt die Leber, um etwa vorhandene Giftstoffe auszuscheiden.

Für den **Frischkornbrei** wird das geschrotete Getreide grundsätzlich nur mit kaltem Leitungswasser angesetzt und bleibt bei Zimmertemperatur stehen. Auf keinen Fall zum Einweichen Milch, Saft o.a. nehmen.

Als Abkürzungen in den Rezepten bedeuten:

TL = Teelöffel, EL = Eßlöffel, MS = Messerspitze.

Nicht alle Gewürze sind in allen Geschäften vorrätig. Zum Beispiel erhalten Sie Gemüsebrühe, Brühwürfel auf pflanzlicher Basis, Hefeflokken, Vanillegewürz u.a. nur im Reformhaus oder Naturkostladen.

Die Rezeptmengen gelten für 4 Personen.

So könnte ein Speiseplan für 14 Tage aussehen:

1. Tag

morgens

Frischkornbrei aus Weizen

mittags

Frischkost
Gemüseeintopf

abends

Frischkost
Vollkornbrot mit Tomatenbutter

2. Tag

morgens

Frischkornbrei aus Weizen, Roggen, Hafer, Gerste

mittags

Frischkost mit gekeimten Sojabohnen
Kartoffelklöße mit Backobst

abends

Frischkost
Blumenkohlsuppe, frische Vollkornbrötchen mit Butter

3. Tag

morgens

Frischkornbrei mit Buchweizen

mittags

Frischkost
Reispfanne

abends

Frischkost
überbackener Toast

4. Tag

morgens

Frischkornbrei aus Hirse

mittags

Frischkost mit gekeimten Kichererbsen
Mais vom Blech

abends

Frischkost
Reissalat

5. Tag

morgens

Frischkornbrei aus Hafer

mittags

Frischkost

Pfannkuchen mit Apfelmus

abends

Frischkost

Vollkornbrot mit Kräuterbutter

6. Tag

morgens

Frischkornbrei aus gekeimtem Roggen

mittags

gebackene Kartoffeln mit Schale und pikante Quarksoße

abends

Frischkost

Bananentoast

7. Tag

morgens

Frischkornbrei aus 6-Korn-Getreide

mittags

Frischkost mit gekeimten Linsen

Überbackener Porree

abends

Frischkost

Gemüsesuppe mit Haferklößchen

8. Tag
morgens
Frischkornbrei aus Weizen
mittags
Frischkost
Kartoffelsalat
abends
Frischkost
Frische Vollkornbrötchen mit Knoblauchbutter

9. Tag
morgens
Frischkornbrei aus gekeimtem Weizen
mittags
Frischkost
Gebratene Bananen auf Safranreis
abends
Frischkost
belegte Brote

10. Tag
morgens
Frischkornbrei aus gekeimtem Buchweizen
mittags
Frischkost

Eier und Champignons in Currysoße
abends
Frischkost
Haferbratlinge

11. Tag
morgens
Frischkornbrei aus Hafer
mittags
Frischkost
Gefüllte Paprikaschoten
abends
Vollkornbrot mit Kräuterbutter

12. Tag
morgens
Frischkornbrei aus Weizen, Roggen, Hafer
mittags
Frischkost
Pizza
abends
Frischkost
frische Vollkornbrötchen,
Tomaten-Knoblauchbutter

13. Tag
morgens
Frischkornbrei aus gekeimtem Hafer

mittags

Frischkost

Überbackener Chicorée,
Butterkartoffeln mit Sesam

abends

Frischkost

Arme Ritter

14. Tag

morgens

Frischkornbrei aus 6-Korn-Mischung

mittags

Frischkost

Nudelauflauf

abends

Frischkost

Gebackene Maronen

Frischkorngerichte

Der wichtigste Bestandteil einer vitalstoffreichen Vollwerternährung sind Frischkorngerichte aus verschiedenen Getreidesorten. Die beliebteste und wohl bekannteste Zubereitungsart ist der Frischkornbrei wie er auf Seite 41 im Grundrezept schon beschrieben wird.

Da er gut schmecken und abwechslungsreich sein soll, zeigen wir Ihnen hier noch einige andere Zubereitungsmöglichkeiten.

Es spielt keine Rolle, zu welcher Tageszeit der Frischkornbrei gegessen wird. Um aber ausreichend mit Frischkostsalaten versorgt zu sein, hat es sich bewährt, ihn als Frühstück einzuplanen. Das Schroten und Einweichen des Getreides wird dann bereits am Abend vorher vorgenommen. Sie werden sich nach kurzer Zeit so daran gewöhnt haben, daß Ihnen für einen guten Start in den Tag etwas fehlt, wenn Sie ihn einmal nicht essen.

Mengenangaben pro Person:

50 - 60 g Weizen
1 Apfel
Saft 1/2 Zitrone

1 Banane
1 EL Sahne
1 EL gemahlene Haselnüsse

50 - 60 g Hafer
1 Apfel
Saft 1/2 Zitrone
1 Birne
1/2 Banane schaumig schlagen
1 EL Sahne
1 EL Sonnenblumenkerne

Hafer muß nicht unbedingt am Abend vorher geschrotet und eingeweicht werden. In diesem Fall genügt auch das Schroten am Morgen und eine Einweichzeit von 1/2 - 1 Stunde.

50 - 60 g Hirse am Abend ungeschrotet einweichen
1 Apfel
Saft 1/2 Zitrone
1 Handvoll frische Erdbeeren
2 EL geschlagene Sahne
1 MS Vanillegewürz
1 EL Walnußkerne

50 - 60 g Buchweizen am Abend ungeschrotet einweichen

1 Apfel
Saft 1/2 Zitrone
1 Handvoll Johannisbeeren
1/2 Banane schaumig schlagen
2 EL geschlagene Sahne
1 EL Cashewkerne
1 MS Zimt

50 - 60 g Getreidemischung aus Weizen, Roggen, Gerste, Hafer
1 Apfel
Saft 1/2 Zitrone
1 Orange
2 frische Feigen
1 EL Sahne
1 EL gemahlenen Leinsamen

50 - 60 g Roggen
1 Apfel
Saft 1/2 Zitrone
5 - 6 frische Aprikosen
2 EL geschlagene Sahne
1 EL Sonnenblumenkerne

50 - 60 g gekeimter Weizen
1 Apfel
Saft 1/2 Zitrone
1/2 Banane schaumig schlagen

3 - 4 EL frische Himbeeren
1 EL Sahne
1 MS Vanillegewürz

50 - 60 g gekeimter Buchweizen
1 Apfel
Saft 1/2 Zitrone
4 - 5 frische Pflaumen
1 EL Sahne
1 EL Pinienkerne

50 – 60 g 6–Korn–Mischung aus Weizen, Roggen, Hafer, Gerste, Hirse, Buchweizen
1 Apfel
Saft 1/2 Zitrone
1/2 Banane
1 Handvoll Sauerkirschen
1 El Sahne
1 El Walnußkerne

50 - 60 g Gerste
1 Apfel
Saft 1/2 Zitrone
4 - 5 EL frische Heidelbeeren
1 EL Sahne
1 EL grob gehackte Haselnüsse

50 - 60 g Weizen

1 Apfel
Saft 1/2 Zitrone
1/2 Banane
1 Handvoll blaue oder grüne Weintrauben
1 EL Sahne
1 TL Sesam

50 – 60 g Weizen
1 Apfel
Saft 1/2 Zitrone
1 Scheibe frische Ananas
1 El Sahne
1 El gemahlene Haselnüsse

50 - 60 g Hafer
1 Apfel
Saft 1/2 Zitrone
1/2 Banane
1 Handvoll Brombeeren
2 EL geschlagene Sahne
1 MS Vanillegewürz

50 - 60 g gekeimter Weizen
1 Apfel
Saft 1/2 Zitrone
5 - 6 Zwetschgen
2 EL geschlagene Sahne
1 EL Cashewkerne

Frischkost voraus

Unter Frischkost verstehen wir Salate aus rohem Obst und rohem Gemüse sowie Frischkorngerichte.

Frischkost wird stets vor der warmen Mahlzeit gegessen und sollte so abwechslungsreich wie möglich zusammengestellt sein.

Faustregel: Täglich zwei über und unter der Erde gewachsene Gemüsesorten und möglichst zu jeder Mahlzeit Blattsalat.

Wenn diese Kombination nicht immer so exakt befolgt werden kann, ist das kein Grund, beunruhigt zu sein. Sie sollten sich aber bemühen, mehr als zwei Gemüsesorten als Salat auf den Tisch zu bringen, denn es geht ja schließlich um Ihre Gesundheit!

Zeitraubend ist diese Arbeit auf keinen Fall!

Es folgen einige Salatrezepte mit Soßen und im Anschluß daran Zubereitungen für besonders Eilige.

Achtung - die Salatsoßen werden stets zuerst zubereitet.

Bananen-Tomaten-Salat

500 g Tomaten

2 Bananen
1 großer Apfel

Soße:

3 EL Öl
Saft 1 Zitrone
Pfeffer, Paprika
Petersilie

Tomaten und Bananen in Scheiben schneiden, Apfel ungeschält würfeln, in fertig vorbereitete Soße geben.

Champignonsalat

500 g frische Champignons

Soße:

4 EL Öl
Saft 1 Zitrone
1 Bund Petersilie
1 MS Kräutersalz
1 MS frisch gemahlener Pfeffer
1 MS Paprika-Edelsüß
3 - 4 EL steif geschlagene Sahne

Petersilie fein schneiden, mit anderen Soßenzutaten verrühren. Champignons putzen, in feine Scheiben schneiden, sofort in Soße geben. Geschlagene Sahne unterziehen.

Chicorée mit Radicchio

500 g Chicorée

300 g Radicchio
1 Apfel
1 Orange
1 Scheibe Ananas
1 Kiwi

Soße:

4 EL Öl
3 EL Obstessig
1 Zwiebel
1 Prise Curry
1 MS frisch gemahlener Pfeffer

Zwiebel fein würfeln, mit anderen Soßenzutaten verrühren. Chicorée entblättern, so daß der bittere Kern übrigbleibt, in ca. 1 cm breite Streifen schneiden. Radicchio leicht zerpflücken, Apfel, Orange, Ananas würfeln. Alles mit der Soße mischen. Mit Kiwischeiben garnieren.

Chicorée in saurer Sahne

500 g Chicorée
1/2 Gurke
1 Banane
1 Apfel
1 Orange

Soße:

2 Becher saure Sahne
Saft 1 Zitrone
3 EL Öl

1 TL Senf
1 TL Hefepaste
1 TL Tomatenmark
1 MS Curry
1/2 TL gekörnte Brühe
1/2 Tasse Wasser

Soßenzutaten verrühren.

Chicorée entblättern, in 1 cm breite Streifen schneiden, Gurke hobeln, Banane, Apfel, Orange würfeln. Alles mit Soße mischen.

Feldsalat

400 g Feldsalat

Soße:

6 EL Öl
4 EL Essig
1 EL Senf
1 TL Hefepaste
1 Zwiebel

Zwiebel pressen oder klein würfeln, mit anderen Zutaten verrühren. Feldsalat gründlich waschen und mit Soße mischen.

Gurkensalat I

2 Salatgurken

Soße:

6 EL Öl
3 EL Essig

1 TL Honig
Paprika
Pfeffer
frische Kräuter

Soßenzutaten verrühren, pikant abschmecken. Sofort mit gehobelter Gurke mischen.

Gurkensalat II

2 Salatgurken

Soße:

2 Becher saure Sahne
3 EL Öl
1/2 Knoblauchzehe
1/2 TL Honig
1 MS Kräutersalz
100 g gehackte Walnüsse

Zubereitung wie oben.

Kohlrabisalat

2 mittlere Kohlrabi

Soße:

1/4 l süße Sahne
1 EL Senf
1 TL Honig
Saft 1 Zitrone
schwarzer Pfeffer
Petersilie

Sahne leicht schlagen (nicht ganz steif), mit anderen Zutaten verrühren, fein geraffelten Kohlrabi unterheben.

Mit fein gehackter Petersilie bestreuen.

Löwenzahnsalat

Pro Person eine Handvoll Löwenzahn

Soße:

5 EL Öl
Saft 1 Zitrone
reichlich frisch gehackte Kräuter (Schnittlauch, Petersilie, Sauerampfer)

Mohrrübensalat

250 g Mohrrüben
2 Scheiben Ananas
2 Äpfel

Soße:

3 EL Öl
100 g gehackte Walnüsse
1 MS Ingwer

Mohrrüben fein raffeln, Ananas und Äpfel würfeln; mit Soßenzutaten verrühren.

Paprikasalat

2 grüne und 2 rote Paprikaschoten
2 Zwiebeln
200 g Mais

Soße:

4 EL Obstessig
4 EL Öl
1 Knoblauchzehe (in Öl pressen)
frische Kräuter
Pfeffer

Paprikaschoten würfeln, Zwiebeln in feine Ringe schneiden; mit Mais in die fertige Soße geben.

Rotkohlsalat

500 g Rotkohl
2 Äpfel

Soße:

4 EL Öl
Saft 1 Zitrone
1 TL Meerrettich
1 TL Honig

Rotkohl durch grobe Lochraffel in vorbereitete Soße geben. Äpfel würfeln und unterheben.

Spinatsalat

500 g Spinat

Soße:

1 hart gekochtes Eigelb
1 Zwiebel, fein gewürfelt
4 EL Sahne
Saft 1 Zitrone
1 EL Tomatenmark

1 Knoblauchzehe (in 1 EL Öl pressen)
frisch gehackte Kräuter

Soßenzutaten verrühren, in feine Streifen geschnittenen Spinat unterheben.

Tomatensalat

750 g Tomaten

Soße:

5 EL Öl
Saft 1 Zitrone
1 TL Honig
1 MS schwarzer Pfeffer
1 MS Kräutersalz

Tomaten in Scheiben schneiden, mit Soße übergießen, auf grünem Salat anrichten, mit Sahnemeerrettich garnieren.

Sahnemeerrettich

1/4 l Sahne steif schlagen, mit 1 EL Meerrettich und 1 EL Zitronensaft mischen.

Knackige Salate ... schnell zubereitet

Jeden Tag Salate! Uns fehlt einfach etwas, wenn eine Mahlzeit nicht damit beginnt. Da ich berufstätig bin, muß die Zubereitung meistens schnell gehen. Ich kaufe überwiegend Gemüse von unserem Bio-Bauern, ergänze aber mit Sorten aus dem üblichen Anbau, auf die wir gerade Appetit haben.

Das Gemüse wasche ich kurz und – wenn nötig - wird es auch geputzt. Dann zerkleinere ich es und richte die einzelnen Sorten für jeden auf einem Teller an. Dazu stelle ich 1 bis 2 Soßen, die ich etwa zweimal in der Woche in größerer Menge zubereite. Sie halten sich, wenn sie im Kühlschrank aufbewahrt werden. Für die Zubereitung der Frischkost brauche ich somit im Schnitt nicht mehr als 10 bis 15 Minuten.

Wer diesen schnellen Tip nachmachen will ... hier einige Soßenrezepte:

Einfache Essigsoße

4 EL Öl
2 EL Obstessig
2 EL Wasser
1 TL Senf

1/2 TL Hefepaste
frische Kräuter

Einfache Zitronensoße
4 EL Öl
Saft von 1 Zitrone
3 EL Wasser
1 EL Honig

Senfsoße
1/4 l süße Sahne schlagen
3 EL mittelscharfer Senf
frisch gemahlener schwarzer Pfeffer

Sesamsoße
1/4 l süße Sahne schlagen
1 EL Senf
1 TL Hefepaste
3 EL gerösteter Sesam
2 EL Öl
2 EL Essig

Rote Knoblauchsoße
1 Becher saure Sahne
1 EL Tomatenmark
1 TL Hefepaste
2 EL Öl
1 Knoblauchzehe

1 EL frisch geschnittener Dill

Grüne Soße

6 EL Öl
4 EL Obstessig
Petersilie, Schnittlauch, Dill, Sauerampfer

Ingwersoße

2 hart gekochte Eier fein würfeln
2 EL frisch gehackte Kräuter
1 EL saure Sahne
4 EL Öl
1/2 Knoblauchzehe
1 MS Ingwer

Probieren Sie selbst neue Soßen aus.

Ist eine Soße zu scharf oder zu cremig, verlängern Sie ganz problemlos mit etwas Wasser.

Warme Mahlzeiten

Wenn die Frischkost liebevoll zubereitet und gut abgeschmeckt wird, langt sicher die ganze Familie zu und möchte mitessen. Vollwertkost ist ja auch durchaus keine Krankenkost.

Jeder weiß, daß Vitamine und die üblichen Vitalstoffe wichtig für die Gesundheit sind!

Hier bringen wir nun einige Vorschläge für warme Gerichte, die bestimmt allen schmecken.

Bei der Zusammenstellung der Rezepte wurde berücksichtigt, daß nicht *jeder,* der an sogenannten "Erkältungen" leidet, streng tierisch-eiweißfrei essen muß. Die Entscheidung muß im Einzelfall getroffen werden.

Arme Ritter

8 alte Brötchen
1/4 l Flüssigkeit (Sahne und Wasser gemischt)
1 Ei
Öl zum Backen
Paniermehl
Honig, Zimt, 3 EL Butter

Flüssigkeit und Ei verquirlen, Brötchen halbieren und darin einweichen. In Paniermehl wälzen, goldgelb braten.

Butter mit Honig und Zimt erwärmen, so daß eine flüssige Masse entsteht. Über die gebratenen Ritter träufeln.

Eier mit Champignons in Currysoße

4 Eier
200 g Champignons
1 große Zwiebel
1 EL Butter
2 TL Curry
1/4 l pflanzl. Brühe
1/4 l Sahne
Kräutersalz, Pfeffer, Zitronensaft, gehackte Petersilie

Eier hart kochen, halbieren.

Champignons putzen, in Scheiben schneiden, mit Zitronensaft übergießen, Zwiebel würfeln, in Butter hellgelb dünsten, Champignons dazugeben, mit Brühe auffüllen. 15 Minuten schmoren lassen. Zum Schluß mit Sahne, Gewürzen und Kräutern abrunden. Eier in die Soße setzen.

Dazu Butterreis.

Bananen auf Safranreis

4 Bananen
250 g Tomaten
2 Zwiebeln

2 EL Öl
2 EL Butter
Vollmeersalz, schwarzer Pfeffer, Curry, Tabasco

Bananen in Butter bräunen, warm stellen.

Zwiebeln würfeln, in wenig Öl glasig dünsten. Geschnittene Tomaten zugeben, 10 Minuten schmoren. Mit Gewürzen abschmecken. Bananen in Tomatensoße legen. Dazu Butterreis servieren, der mit 1 MS Safran gewürzt wird.

Gefüllte Paprikaschoten

6 Paprikaschoten, rot und grün
300 g Hirse, 1 1/2 l Gemüsebrühe
1 Knoblauchzehe
1 Zwiebel
Öl, Kräutersalz, Pfeffer, Curry
100 g Gouda (entfällt bei streng tierisch-eiweißfreier Kost)

Tomatensoße

500 g Tomaten
Saft 1 Zitrone
1 Zwiebel
2 EL Butter
schwarzer Pfeffer, Kräutersalz
1 TL Honig
2 Becher saure Sahne
evtl. Tomatenmark

Paprikaschoten halbieren, entkernen, in wenig Wasser vorgaren. Inzwischen Hirse mit gewürfelter Zwiebel und gepreßter Knoblauchzehe in Gemüsebrühe weich kochen. Mit Gewürzen abschmecken. Die Hirsemasse in die halbierten Paprikaschoten füllen, mit Öl bestreichen, mit Käse bestreuen. Im Ofen 10 Minuten überbacken.

Soße:
Zwiebel in Butter dünsten. Geschnittene Tomaten zugeben, 10 Minuten schmoren, saure Sahne unterrühren, kurz durchköcheln lassen, mit anderen Zutaten kräftig abschmecken.

Gemüseeintopf

500 g Linsen
500 g Tomaten
2oo g Vollreis
1 große Zwiebel
2 EL Butter
1 Lorbeerblatt
Schwarzer Pfeffer, Curry, Ingwer, Kräutersalz,
1 MS Zimt

Alte Linsen am Abend vorher einweichen, neue so verwenden. Zwiebel würfeln, in Butter hellgelb dünsten.

Reis, Tomaten und Linsen zugeben, mit Gemüsebrühe auffüllen, so daß die Zutaten gut bedeckt sind. Etwa 50 Minuten kochen. Mit Gewürzen pikant abschmecken, mit einem Schuß Öl abrunden.

Kartoffelklöße

1 kg Kartoffeln
200 g Weizenvollkornmehl
1 Ei
2 gestr. TL Vollmeersalz

Kartoffeln kochen, pellen und durch Kartoffelpresse oder Reibe geben. Mit Mehl, Salz und Ei verkneten.

Mit bemehlten Händen kleine Klöße formen, in leicht kochendem Salzwasser ca. 10 Minuten garen lassen.

Dazu in Butter gebräunte Semmelbrösel und Backobst.

Backobst - am besten Pflaumen und Äpfel - in wenig Wasser garen, dann pürieren und mit Honig abschmecken.

Oder: Backobst mit doppelter Menge Wasser am Abend vorher einweichen und so verzehren.

Kartoffelsalat

500 g Pellkartoffeln
2 Äpfel
1 saure Gurke
1 kleiner Sellerie

Kartoffeln in Scheiben schneiden, Äpfel und Gurke würfeln, Sellerie raffeln, alles mit folgender Soße mischen:

Soße:

1 Becher saure Sahne
1 EL Senf
4 EL Öl
1 TL Honig
1 MS schwarzer Pfeffer
2 EL gehackte Kräuter
1 Tasse Gemüsebrühe

Mais vom Blech

200 g Maismehl
100 g geriebener Käse
1 Ei
2 EL Butter
1 MS Muskat

Maismehl langsam in 1 l kochende Gemüsebrühe einlaufen lassen, unter Rühren ca. 20 Minuten kochen.

Nach Abkühlen mit Ei und Käse verkneten. Auf gefettetes Blech streichen, mit Butterflöckchen besetzen und 20 Minuten überbacken.

Nudelauflauf

500 g Vollkornnudeln

250 g Champignons
500 g Tomaten
150 g Gouda oder Emmentaler
2 Zwiebeln
2 EL Butter
Kräutersalz, Pfeffer, Zitronensaft, gehackte Petersilie

Nudeln in Salzwasser garen.

Gewürfelte Zwiebel in Butter dünsten, zerkleinerte Tomaten und Champignons zugeben, mit den genannten Gewürzen 10 Minuten köcheln lassen.

Nudeln und Tomaten-Champignonmasse mit geraffeltem Käse abwechselnd in gefettete Auflaufform schichten.

Mit folgender Soße begießen:

1/4 l Sahne mit 2 Eiern verquirlen, mit Vollmeersalz, Pfeffer, Muskat würzen.

Auflauf mit Butterflocken belegen und 30 Minuten bei 170 Grad backen.

Bei streng tierisch-eiweißfreier Kost werden Käse und Eier weggelassen.

Pfannkuchen mit Apfelmus

250 g Weizenvollkornmehl
3 Eier
1/2 l Flüssigkeit (Sahne und Wasser gemischt)
1 gestr. TL Vollmeersalz

Eigelb, Salz und Sahne/Wasser verquirlen, Mehl unterrühren. Eiweiß steif schlagen, zum Schluß unterheben.

In wenig Öl kleine Pfannkuchen goldgelb backen.

Apfelmus

Äpfel mit Schale durch feine Raffel geben oder mit Schlagmesser zerkleinern. Saft 1 Zitrone zugeben und mit Honig nach Bedarf abschmecken.

Pizza

500 g Weizenvollkornmehl
1 TL Vollmeersalz
1 Würfel Hefe oder 1 Päckchen Trockenhefe
250 g kaltes Wasser
1/2 Tasse Öl

Hefe (in wenig Wasser auflösen) bzw. Trockenhefe mit Mehl mischen. Wasser, Öl und Salz dazugeben und alles zu einem geschmeidigen Teig verarbeiten. Sofort auf gefettetes Blech streichen (am besten mit nassen Händen) und mit folgenden Zutaten belegen:

Tomatenmark dünn aufstreichen, Tomaten, Paprika, Mais, Champignons oder andere Gemüsearten nach Geschmack.

Mit Kräutersalz, Oregano, Majoran bestreuen. Reichlich mit geraffeltem Käse - Gouda, Emmenta-

ler o.ä. - belegen (entfällt bei streng tierisch-eiweiß-freier Kost).

Etwa 20 Minuten bei 200 Grad im vorgeheizten Ofen backen.

Porree überbacken

1 kg Porree
300 g Tomaten
200 g Emmentaler
2 EL Butter
Kräutersalz, Paprika, Pfeffer, Muskat, Oregano

Porree putzen, in 2 cm lange Streifen schneiden und in wenig Salzwasser bißfest garen.

Mit Pfeffer, Paprika, Muskat würzen und in eine gefettete Auflaufform legen. Mit geraffeltem Emmentaler abdecken.

Tomatenscheiben auflegen, Oregano darüberstreuen, Butterflöckchen aufsetzen und 30 Minuten bei Mittelhitze backen.

Dazu in Butter geschwenkte Pellkartoffeln mit Petersilie bestreuen.

Quarksoße mit Pellkartoffeln vom Blech

Kartoffeln mit Schale waschen, halbieren und mit Schnittfläche auf gefettetes Blech legen. Mit Öl bepinseln und Kräutersalz darüberstreuen; je nach Geschmack auch mit Kümmel.

Bei 200 Grad im vorgeheizten Ofen ca. 15 Minuten backen.

Inzwischen Quarksoße zubereiten.

(Bei streng tierisch-eiweißfreier Kost ist Quark zu vermeiden).

Quarksoße

250 g Sahnequark
2 saure Gurken
3 Tomaten
1/2 Gurke
1 Paprikaschote
1 EL Senf
1 TL Hefepaste
1 EL Obstessig
Kräutersalz, Paprika
süße Sahne oder pflanzliche Brühe

Gurken, Tomaten und Paprikaschote würfeln; mit Quark und anderen Zutaten verrühren. Mit Sahne oder pflanzlicher Brühe auf gewünschte Beschaffenheit bringen.

Überbackener Chicorée

8 Chicorée
2 Becher saure Sahne
2 EL Butter
Kräutersalz, Paprika, Curry, Pfeffer
1 TL Honig

Den bitteren Kern vom Chicorée mit spitzem

Messer herausschneiden. Chicorée in wenig Salzwasser bißfest garen. Abtropfen lassen.

Kochwasser mit saurer Sahne, Honig verrühren und mit Gewürzen pikant abschmecken.

Chicorée in gebutterte Auflaufform legen, mit der Soße übergießen und 10 Minuten bei 200 Grad überbacken.

Pußtaeintopf

2 große Zwiebeln
3 grüne Paprikaschoten
500 g Tomaten
1 Salatgurke
1 Tasse Vollreis
1/2 Tasse Tomatenmark
Vollmeersalz, schwarzer Pfeffer,
Cayennepfeffer, Paprikapulver

Reis vorgaren. Zwiebeln in Ringe schneiden, in wenig Butter dünsten. Paprika grob würfeln, Tomaten enthäuten, Salatgurke in Scheiben schneiden. Alles in eine Pfanne geben, mit wenig Wasser auffüllen. Ca. 10 - 15 Minuten garen. Mit Tomatenmark und Gewürzen abschmecken. Reis dazugeben, mit Öl oder Butter abrunden.

Erdbeerreis

250 g Vollreis
Saft 1 Zitrone
2 EL Honig
1/2 TL Vanille
1/4 l Sahne
500 g Erdbeeren
100 g gehackte Haselnüsse

Reis körnig kochen.

Sahne steif schlagen, Honig, Zitronensaft und Vanille unterheben; alles mit Reis mischen.

Zum Schluß Erdbeeren dazugeben. Mit gehackten Nüssen bestreuen.

Sesambananen

4 Bananen
3 EL Butter
2 EL Honig
2 EL Sesam

Bananen in Butter glasig braten.

Gerösteten Sesam und Honig dazugeben. Alles vorsichtig bräunen. Mit Honig gesüßte, steif geschlagene Sahne darübergeben.

Schokoladencreme mit Mandeln

1/2 l Wasser
5 - 6 gehäufte EL Weizenvollkornmehl
1 EL Kakao
2 EL Honig
1/4 l Sahne
50 g gehackte Mandeln
1 MS Vanillegewürz

Mehl im Topf erhitzen. *Nicht bräunen!*

Nach dem Abkühlen mit Kakao und Wasser verrühren. Unter Rühren 3 Min. kochen lassen.

Nach dem Abkühlen mit Honig abschmekken, steif geschlagene Sahne, Mandeln und Vanille unterziehen.

Eis

1/4 l Sahne
70 g Honig
Vanille nach Geschmack
2 Eier, getrennt
Früchte nach Geschmack

Sahne fast steif schlagen, dann Honig, Vanille und Eigelb zugeben, weiter schlagen, bis Masse fest ist.

Steif geschlagenes Eiweiß unterheben und Früchte.

Zwei Stunden ins Gefrierfach stellen *(dabei möglichst mehrmals umrühren).*

Anstelle von Obst kann Kakao oder Vanillegewürz oder Zitronensaft u.a. genommen werden.

Brotaufstrich

Champignonbutter

125 g Butter
125 g frische Champignons
1 Zwiebel
Kräutersalz
Saft 1/2 Zitrone

Zwiebel fein würfeln, in wenig Butter glasig dünsten. Fein geschnittene Champignons zugeben. Mit Kräutersalz würzen. Alles im Mixer pürieren. Nach Erkalten mit restlicher Butter mischen. Kühl stellen.

Französische Nußbutter

125 g Butter
50 g Haselnüsse, fein gemahlen
Saft von 1 Zitrone
Vollmeersalz, Pfeffer
Schnittlauch, Petersilie, Estragon

Kräuter sehr fein schneiden, mit Zitronensaft und Salz mischen. Mit Nüssen, Pfeffer und Butter verkneten. Kühl stellen.

Haselnußbutter, süß

125 g Butter

70 g Haselnüsse, fein gemahlen
1 geh. TL Honig
1 MS Vanillegewürz
1 Prise Zimt
1 frische Feige, püriert

Alle Zutaten vermischen, kühl stellen.

Veränderung: Die fertige Butter mit 1/2 TL Kakao verkneten.

Knoblauchbutter

125 g Butter
1-2 Knoblauchzehen
Kräutersalz

Knoblauch pressen, mit Butter und Salz vermischen. Kühl stellen.

Kräuterbutter

125 g Butter
Saft 1 Zitrone
Kräutersalz, Pfeffer
Kerbel, Petersilie, Schnittlauch

Kräuter sehr fein schneiden, mit Zitronensaft, Salz und Pfeffer mischen. Alles mit Butter verkneten. Kühl stellen.

Tomatenbutter

125 g Butter
1 EL Tomatenmark

1/4 Knoblauchzehe, gepreßt
Kräutersalz, Pfeffer
Saft 1/2 Zitrone
1 EL Öl

Zutaten verkneten, kühl stellen.

Backen mit Vollkornmehl

Bis hier haben Sie nun einige Neuigkeiten kennengelernt und ausprobiert.

Wenn Ihnen die vorgeschlagenen frischen Salate und die warmen Mahlzeiten geschmeckt haben, sollten Sie auch das Backen mit Vollkornmehl ausprobieren.

Hier werden Sie vielleicht die stärkste Veränderung feststellen. Vollkorngebäck schmeckt aber so vorzüglich, daß Ihre Backversuche schnell voll akzeptiert werden und Ihnen den Mut zum Neuen geben!

Nahezu alle Brot- und Gebäcksorten, die Sie üblicherweise angeboten bekommen, sind aus Auszugsmehl hergestellt. Die Randschichten des Getreides und der Getreidekeim wurden entfernt, dadurch fehlen dem Mehl die bereits erwähnten Vitalstoffe, vor allem das notwendige Vitamin B 1.

Beim Vollkornmehl sind diese wichtigen Stoffe noch vorhanden, da das ganze Getreidekorn vermahlen wird. Ideal ist es natürlich, wenn Sie das Mahlen selbst unmittelbar vor dem Backen vornehmen können. Wenn das nicht geht, sollten Sie beim Einkauf darauf achten, daß Sie frisch gemahlenes Vollkornmehl erhalten, denn durch lange Lagerung gehen wertvolle Stoffe verloren*). Da die gesamten Bestandteile des Getreides im Vollkornmehl enthalten sind, wird das Gebäck dunkler als der frühere Kuchen aus Auszugsmehl. Vielleicht sollten Sie daher zuerst einen Kuchen ausprobieren, der Ihnen den Übergang zum Vollkorngebäck erleichtert.

Beginnen Sie doch mit einer

Biskuit-Roulade

4 - 5 Eigelb
125 g Honig
3 EL warmes Wasser
175 g Weizenvollkornmehl
1 gestr. TL Backpulver

Eigelb und Honig mit Handmixer oder Küchenmaschine rühren, Wasser eßlöffelweise zugeben. So lange rühren, bis die Masse sehr schaumig ist. Schnitt mit dem Küchenmesser sollte zu sehen sein! Zum Schluß Eischnee und Mehl abwechselnd leicht unterheben. Das Backpulver erst in das letzte Drittel des Mehls geben.

Backblech fetten und mit Pergamentpapier auslegen, das ebenfalls eingefettet wird.

Die schaumige Teigmasse gleichmäßig auftra-

---

*) »Handbuch der Haushaltsgetreidemühlen«, Verlag Natürlich und Gesund, Stuttgart

gen und in dem auf 200 Grad vorgeheizten Backofen 12 - 15 Minuten hellgelb backen. Sofort auf ein Geschirrtuch stürzen. Das Pergamentpapier sofort abziehen. Die Biskuitplatte mit dem Tuch aufrollen und ca. 2 Stunden auskühlen lassen.

Füllung:

1/4 l Sahne schlagen. Bevor die Sahne ganz steif ist, etwa 80 g Honig dazugeben. Frische Früchte (Erdbeeren, Himbeeren o.ä.) zerkleinern und unter die steife Sahne mischen. Die ausgekühlte Roulade auseinanderrollen, mit der Füllung bestreichen, wieder zusammenrollen und *gut gekühlt* servieren!

Wenn es ganz schnell gehen soll, rollen Sie die Biskuitplatte nicht auf. Nachdem sie abgekühlt ist, in vier gleichmäßige Streifen schneiden. Diese Stücke werden geschichtet, zwischen jede Lage wird die o.g. Füllung gestrichen. Die fertige Torte rundherum mit Schlagsahne bestreichen - notfalls nochmals 1/8 l zusätzlich steif schlagen - und mit Früchten, Mandelsplittern, gerösteten, fein gemahlenen Haselnüssen o.ä. verzieren.

Bananenkuchen

150 g Weizenvollkornmehl
100 g Butter
2 Eier
2 gehäufte EL Honig

1 TL Backpulver

Belag

3 Pfund Bananen

150 g gehackte Mandeln oder Haselnüsse

Butter, Eier und Honig schaumig rühren. Das mit Backpulver gemischte Mehl unterrühren.

Teig in gefettete Springform streichen.

Mit Bananenscheiben (daumendick schneiden) belegen, mit geriebenen Nüssen bestreuen.

Bei 170 Grad 45 Minuten backen.

Topfkuchen mit Mandeln

150 g Weizenvollkornmehl

100 g Butter

2 Eier

2 gehäufte EL Honig

1 TL Backpulver

200 g gehackte Mandeln

1 - 2 EL Kakao

Butter, Eier und Honig schaumig rühren. Das mit Backpulver und Kakao gemischte Mehl dazugeben. Zum Schluß Mandeln unterheben. Topfkuchenform fetten und mit gehackten Mandeln ausstreuen. Bei 180 Grad 50 Minuten backen.

Brötchen

350 g kaltes Wasser
40 g Hefe
15 g Meersalz
600 g Weizenvollkornmehl

Hefe und Vollmeersalz in kaltem Wasser auflösen.

Das Vollkornmehl dazugeben und alles 10-15 Minuten gründlich kneten. Falls Teig zu fest ist, 1/2 Tasse kaltes Wasser nachgießen.

20 Minuten bedeckt an warmem Ort gehen lassen. Nochmals 5 Minuten gründlich kneten und wieder gehen lassen.

Je nach Größe 15 - 20 Brötchen formen, mit *nassen Händen!*

Brötchen auf bemehltes Blech setzen und mit Eigelb bestreichen. Ofen auf 220 Grad vorheizen, Blech auf mittlerer Schiene einschieben, sofort auf 250 Grad schalten.

Nach 20 Minuten Backzeit auf 200 Grad zurückschalten und noch 15 Minuten backen.

Um die Brötchen knusprig zu bekommen, flache Schale mit kaltem Wasser in den Backofen stellen und Wrasenabzug verschließen, notfalls mit Alufolie zustopfen, damit Feuchtigkeit im Ofen bleibt.

Früchtebrot

für 2 Kastenformen

6 Eier
2 EL Honig
250 g Feigen
250 g gehackte Nüsse
250 g gehackte Mandeln
250 g Zitronat oder Orangeat
500 g Rosinen
3 - 4 EL Weizenvollkornmehl
1 Päckchen Backpulver
1/2 TL Zimt
1 MS Vollmeersalz

Zitronat/Orangeat kann durch andere Früchte ersetzt werden (Aprikosen, Pflaumen z.B.)

Eier und Honig schaumig rühren, alle anderen Zutaten klein geschnitten unterheben. Gefettete Kastenformen mit Pergamentpapier auslegen. Teig einfüllen.

Bei 175 Grad 1 Stunde backen.

Nach Backzeithälfte mit Folie abdecken.

Französische Mandelscheiben

500 g Weizenvollkornmehl
300 g Butter
200 g Honig
150 g fein gemahlene Mandeln
6 EL Sahne

1/2 TL Vanillegewürz
1 geh. TL Backpulver
1 MS Vollmeersalz

Alle Zutaten verkneten, eine Rolle von ca. 6 cm Durchmesser formen, 30 Minuten in den Kühlschrank stellen. Ca. 6 - 7 mm dicke Scheiben schneiden, in Mandelblättern wälzen, auf ungefettetes Blech setzen. 20 Minuten bei 190 Grad backen.

Zum Schluß auch noch Brotbacken für Hobbybäcker!

Roggenmischbrot
Sauerteigherstellung:
Erste Stufe
100 g Roggenvollkornmehl
100 g Wasser (40 Grad C)
Mehl mit Wasser verrühren. Dann mit Folie oder Teller abdecken und bei 20 - 22 Grad einen Tag (besser 2 Tage) stehen lassen.
Zweite Stufe
100 g Roggenvollkornmehl
100 g Wasser ca. 40 Grad
In den ersten Ansatz (Stufe I) einrühren - der erste Ansatz riecht bereits säuerlich. Die ganze Masse wieder abdecken und wieder 24 Stunden bei ca. 20 Grad stehen lassen.
Dritte Stufe
200 g Roggenvollkornmehl
200 g Wasser ca. 40 Grad
Diese Menge mit dem vorigen Ansatz (Stufe I und Stufe II) verrühren, nochmals einen Tag abgedeckt bei ca. 20 Grad stehen lassen.

Der Sauerteig ist nun fertig und sollte möglichst schnell verbacken werden.

Insgesamt haben Sie jetzt 800 g Sauerteig.

Zum Brotbacken brauchen Sie 700 g Sauerteig. 100 g nehmen Sie zum Vermehren ab, geben es in ein Schraubglas und bewahren es ca. 6 - 8 Tage im Kühlschrank auf.

Beim nächsten Backen geht die Sauerteigzubereitung mit dem Rest (den verwahrten 100 Gramm) viel schneller (1/2 - 1 Tag).

Man nimmt dann z.B. für *ein Brot:*

50 g alten Sauerteig

375 g Roggenvollkornmehl

375 g Wasser ca. 40 Grad

Alles verrühren, abdecken, 12 - 24 Stunden bei ca. 20 Grad gehen lassen - fertig.

Wollen Sie nicht so oft backen, können Sie den Sauerteigrest auch bis zu 4 Wochen im Kühlschrank als "Krümelsauer" aufheben.

Man nehme dazu: Sauerteigrest und Roggenvollkornmehl.

Sie rühren so lange Mehl in den Sauerteig ein, bis er krümelt wie eine Streuselmasse. Dann im Plastikbeutel oder Schraubglas im Kühlschrank aufbewahren.

Nun zum eigentlichen Brotbacken:

Zutaten:

300 g Weizenvollkornmehl

350 g Roggenvollkornmehl

700 g Sauerteig
20 g Vollmeersalz
20 - 25 g Hefe
300 g Wasser (ca. 40 Grad)

Das Mehl gibt man in eine Schüssel, macht rechts und links eine kleine Mulde, gibt in die eine Salz, in die andere die zerkrümelte Hefe, löst mit etwas Wasser die Hefe auf und schüttet unter gleichzeitigem Rühren den Rest Wasser (40 Grad) und den Sauerteig dazu.

Bald rührt es sich schwerer. Jetzt mit der Hand weiterkneten, bis alles Mehl zu einer teigigen Masse verarbeitet ist. Dauer 3 - 5 Minuten.

Teig zur Mitte der Schüssel hin anwölben. Vollkornmehl über die Oberfläche streuen, Schüssel gut abdecken und ca. 30 Minuten an einem warmen Ort gehen lassen.

Danach den Teig kneten und in Form bringen. Streumehl wichtig. Außenränder des Teiges immer wieder nach innen klappen, dabei Teig auf gut bemehlter Arbeitsfläche drehen.

Brot mit Teigschluß nach unten in gefettete Kastenform legen oder offen auf dem Blech backen. Dann den Teig eben als Kugel oder längliches Brot formen, mit Teigschluß nach unten auflegen.

Teig mit warmem Wasser abstreichen und mit Gabel einstechen. Dann mit Schrot oder Sesam,

Haferflocken, Leinsamen o.ä. bestreuen.

Eine Stunde zum Weitergären abstellen.

In den auf 225 Grad vorgeheizten Ofen schieben.

Achtung! Kastenform nur halb füllen!

3-Pfund-Brote ca. 70 - 80 Minuten backen.

1 1/2 Pfund-Brote ca. 50 - 60 Minuten backen.

Auf Rost auskühlen lassen.

Nach 3 - 4 Stunden kann das Brot gegessen werden.

Ich wünsche Ihnen guten Appetit!

Bücher von Dr. M. O. Bruker

Die Kinder vom Sernftal

154 Seiten, Best.-Nr. 85038
von R.M. Linde, mit einem Vorwort von Dr. M.O. Bruker
In dem vorliegenden Buch ist es gelungen, gleichermaßen für Eltern und Kinder den Menschen als Ganzes darzustellen und anhand von einfachen Beispielen zu zeigen, wie das Denken und die Ernährung den Menschen beeinflussen. Besonders ansprechend sind die zahlreichen Darstellungen aus der Natur, die dem heutigen Menschen schon so fremd geworden sind.

Unsere Nahrung – unser Schicksal

412 Seiten, Best.-Nr. 84018
(früher: Schicksal aus der Küche)
Bei uns erkrankt der Durchschnitt der Bevölkerung schon etwa 25 Jahre vor dem Tod an einem ernährungsbedingten Zivilisationsleiden, das dann später oft zur Todesursache wird. In diesem Buch erfahren Sie, wie Sie bis ins hohe Alter gesund und vital bleiben – und wie Sie eine verlorene Gesundheit zurückgewinnen können. Daß die Küche ein Ort der Krankheits- oder Gesundheitsentstehung sein kann, ist bekannt. Es kommt darauf an, was dort zubereitet und anschließend gegessen wird.

Die lebensbedingten Krankheiten

360 Seiten, Best.-Nr. 84028 (früher: Krank durch Streß)
Die geistige Haltung bestimmt, wie der einzelne mit den Belastungen des täglichen Lebens fertig wird. Mangel an Kenntnis und Erkenntnis kann zu Krankheiten führen. Konflikte und Streß bedrohen heute jeden. Wie Sie trotz aller Belastungen gesund bleiben oder wieder gesund werden, beschreibt dieses Buch.

Idealgewicht ohne Hungerkur

76 Seiten, Best.-Nr. 84038
(früher: Schlank ohne zu hungern)
Dies ist kein Diätbuch in üblicher Prägung und enthält keine trokkenen Theorien und kein Gestrüpp von Verboten, sondern hier wird eine ganz aus der Erfahrung geborene Methode gezeigt, die ihre Bewährungsprobe schon lange hinter sich hat. So unwahrscheinlich es klingt, nicht das Zuvielessen erzeugt Fettsucht und die begleitenden Krankheiten, sondern ein Zuwenig, d.h. der Mangel an bestimmten Nahrungsstoffen. So ist dies ein äußerst guter und praktischer Ratgeber für jeden Übergewichtigen und für alle, die ihr Gewicht halten wollen.

Rheuma – Ursache und Heilbehandlung

123 Seiten, Best.-Nr. 84088
(früher: Rheuma - Ischias -Arthritis - Arthrose)

Jeder 5. leidet heute an Erkrankungen des Bewegungsapparates. Dies bedeutet für die Kranken: ständige Beschwerden, starke Schmerzen und Kosten für Kuren und Medikamente. Die wirklichen Ursachen und die wirksame Heilbehandlung beschreibt dieses Buch und ermöglicht sogar im späten Stadium, das Fortschreiten der Erkrankung zu verlangsamen oder sogar zum Stillstand zu bringen. Eine segensreiche Hilfe für die Erkrankten und ein wertvoller Ratgeber zur Verhütung für alle noch Gesunden.

Biologischer Ratgeber für Mutter und Kind

308 Seiten, Best.-Nr. 84098
von Dr. Med. M. O. Bruker und Ilse Gutjahr

Wenn Sie vorhaben, Kinder zu bekommen oder schon welche haben: Hier finden Sie endlich alle Informationen, wie Sie Ihr Kind von Anfang an gesund aufziehen und ernähren können.
Gesundheit beginnt bei den Eltern schon vor der Zeugung, und setzt sich fort mit dem Stillen und anschließender vollwertiger Ernährung. Auch zu Fragen wie Impfung, Zahnkrankheiten und Allergien nehmen die Autoren Stellung.
Mit diesem Buch als verläßlicher Ratgeber wird es Ihnen gelingen, Ihre Kinder gesund und glücklich heranwachsen zu lassen. Und – Sie sparen sich viele durchwachte Nächte am Bett Ihrer Kinder.

Diabetes und seine biologische Behandlung

mit Rezepten von Ilse Gutjahr
124 Seiten, Best.-Nr. 81098

Auch wenn es die offizielle Medizin noch nicht wahrhaben will: Durch konsequente Umstellung der Ernährung auf Vollwertkost besteht bei der Zuckerkrankheit (diabetes mellitus) die Möglichkeit, beschwerdefrei zu werden. Dies kann, je nach Schweregrad der Erkrankung, bis zur völligen Unabhängigkeit von Tabletten und Spritzen führen.
Dieses Buch soll die Behandlung durch den Arzt auf keinen Fall ausschließen, wohl aber den Weg zu einer ganzheitlicheren Betrachtungsweise aufzeigen.

Stuhlverstopfung in 3 Tagen heilbar

134 Seiten, Best.-Nr. 84048

Selbst die hartnäckigste Stuhlverstopfung kann ohne Abführmittel geheilt werden! Dies haben unzählige Fälle bewiesen. Durch einfache Nahrungsumstellung und Änderung der Lebensbedingungen kann jeder Stuhlverstopfte von seinem jahrelangen Übel befreit werden! Wenn er nur will!

Leben ohne Herz- und Kreislaufkrankheiten

174 Seiten, Best.-Nr. 84058
(früher: Sich schützen vor dem Herzinfarkt)

Die Herz- und Kreislaufkrankheiten nehmen von Jahr zu Jahr zu, angeführt von der Todesursache Nr. 1: Dem Herzinfarkt! Die Ursachen für den Herzinfarkt können vermieden werden. Diese sind vor allem ein Mangel an Vitalstoffen durch die heutige denaturierte Kost. Lesen Sie in diesem Buch, wie Sie durch vollwertige Ernährung dieser häufigen Krankheit ein Schnippchen schlagen und ohne Angst auch im größten Streß leistungsfähig bleiben.

Ernährungsbehandlung bei Leber-, Galle-, Magen- und Darmerkrankungen

168 Seiten, Best.-Nr. 84068
(früher: Leber, Galle, Magen, Darm)

»Der Tod sitzt im Darm«, diese uralte ärztliche Weisheit gilt heute mehr denn je. Wer gesund bleiben oder wieder gesunden will, muß seinen Verdauungstrakt gesund erhalten oder wieder gesunden lassen. Das lebensnotwendige Wissen hierzu vermittelt dieses Buch.

Erkältet?

100 Seiten, Best.-Nr. 84078 (früher: Nie mehr erkältet)

Frei von Grippe und Erkältung durch vitalstoffreiche Vollwertkost. Jeder zivilisierte Mensch ist ein- oder mehrmals im Jahr »erkältet«. Aber Schnupfen, Husten und Grippe müssen nicht sein! Dr. M.O. Bruker vermittelt hier seine verblüffenden Erkenntnisse, wie man sich diese lästigen Plagen auf einfache Weise sicher vom Leibe halten kann.

Tonkassetten und Bücher

Wie kann ich meine Gesundheit erhalten?

Best.-Nr. 82016
In diesem 1 1/2 Stunden-Vortrag erläutert Dr. Bruker die ernährungsbedingten Zivilisationskrankheiten. Wie sie entstehen, wie sie geheilt werden können, und vor allen Dingen, wie Sie sie vermeiden können. Mit genauen Anleitungen für Ihre tägliche Ernährung, die sie schon ab morgen befolgen können, wenn Sie wirklich an der Erhaltung Ihrer Gesundheit interessiert sind.

Die lebensbedingten Krankheiten und ihre Heilung

Best.-Nr. 82026
Zu den lebensbedingten Erkrankungen rechnet Dr. Bruker die Krankheiten, die durch eine falsche geistige Haltung und Lebenseinstellung entstehen.

Homöopathie

Best.-Nr. 82036
Dr. M.O. Bruker, ein erfahrener Homöopath, erklärt den Unterschied zwischen Homöopathie und anderen Behandlungsmethoden. Sie erfahren genau, was Homöopathie eigentlich ist.

Getreidemühlen-Informationen

Gesundheit ist kein Zufall

72 Seiten, Best.-Nr. 81218, von G.D. Fischer
Diese Broschüre enthält alles Wissenswerte über Getreidemühlen, sowohl mit Stahl- wie auch mit Steinmahlwerk. Die gängigsten Mühlen sind abgebildet und beschrieben: Preise, Leistung und alle wichtigen Daten.

Süß – aber gefährlich

John Yudkin, 343 Seiten, Best.-Nr. 84118
Der Zucker-Report. Professor Yudkin untersucht in diesem Buch die Wechselwirkung zwischen Zuckerkonsum und den typischen Zivilisationskrankheiten. Dabei stellt er fest: Hätte irgendeine andere Substanz auch nur annähernd jene schädliche Wirkung wie Zucker, dann wäre sie schon längst mit einem Bann belegt worden. Außerdem hat der Körper – physiologisch gesehen – nicht den geringsten Bedarf an Zucker.